# 2025

## 护理学（中级）

# 单科 一次过

## 全真模拟试卷与解析
## ——相关专业知识

### 全真模拟试卷（一）

全国卫生专业技术资格考试研究专家组　编写

中国健康传媒集团
中国医药科技出版社

# 内 容 提 要

本书根据最新考试大纲要求，通过分析历年考试真题，并在研究命题规律的基础上精心编写而成。供考生进行模拟自测，梳理对知识点的掌握程度，顺利通关考试。本套试卷分为试题和答案及解析两大部分，以便学生自测后核对答案。试卷中题型、题量及题目难易程度与考试真题保持高度一致，考生根据自己未通过的科目选择相应的试卷即可。

**图书在版编目（CIP）数据**

2025护理学（中级）单科一次过全真模拟试卷与解析.
相关专业知识 / 全国卫生专业技术资格考试研究专家组
编写. -- 北京：中国医药科技出版社，2024.9.（2025.3重印）
（护考应急包）. -- ISBN 978-7-5214-4786-6

I. R47-44

中国国家版本馆CIP数据核字第2024M9J853号

美术编辑　陈君杞
版式设计　南博文化

出版　**中国健康传媒集团** | 中国医药科技出版社
地址　北京市海淀区文慧园北路甲22号
邮编　100082
电话　发行：010-62227427　邮购：010-62236938
网址　www.cmstp.com
规格　889 × 1194mm $\frac{1}{16}$
印张　6
字数　222千字
版次　2024年9月第1版
印次　2025年3月第3次印刷
印刷　北京金康利印刷有限公司
经销　全国各地新华书店
书号　ISBN 978-7-5214-4786-6
定价　**25.00元**

获取新书信息、投稿、为图书纠错，请扫码联系我们。

# 编委会

# 试题部分

一、以下每一道考题下面有A、B、C、D、E五个备选答案。请从中选择一个最佳答案，并在答题卡上将相应题号的相应字母所属的方框涂黑。

1.关于直线型组织结构的特点，不正确的叙述是
　A.组织关系简明
　B.各部门目标清晰
　C.适用于规模较大的组织
　D.容易造成最高领导人滥用权力的倾向
　E.为评价各部门或个人对组织目标的贡献提供了方便

2.管理的二重性是指
　A.人为属性和环境属性
　B.人际关系和社会属性
　C.自然属性和社会属性
　D.客观性和自然属性
　E.经济基础和上层建筑

3.新年伊始，急诊科护士长制定新一年度科室护理管理目标，她拿出护理部的护理管理目标认真阅读并根据护理部的要求制定了急诊科的工作计划和目标，这种做法遵循的原则是
　A.管理层次原则
　B.有效管理幅度原则
　C.责权一致原则
　D.精干高效原则
　E.任务与目标一致原则

4.最古老、最简单的一种组织结构类型是
　A.直线–参谋型组织结构
　B.分部制组织结构
　C.委员会
　D.直线型组织结构
　E.职能型组织结构

5.管理过程中关键的职能是
　A.计划职能
　B.组织职能
　C.人员管理
　D.领导职能
　E.控制职能

6.小组讨论合适的人数是
　A.1~2人
　B.2~3人
　C.3~6人
　D.6~10人
　E.10~12人

7.工作人员在接触患者前后均应认真洗手，用清洁剂认真揉搓掌心、指缝、手背、手指关节、指腹、指尖、拇指、腕部等，时间不少于
　A.5~8s
　B.10~15s
　C.16~20s
　D.21~25s
　E.26~30s

8.口腔科牙钻结构复杂，经常接触破损的黏膜，常有血液污染，因此牙钻属于
　A.高度危险性物品
　B.低度危险性物品
　C.中水平消毒的物品
　D.中度危险性物品
　E.高水平消毒的物品

9.目标管理的优点不包括
　A.有利于调动各级人员的积极性
　B.有利于提高管理效率
　C.激发员工的自觉性
　D.具有灵活性
　E.有利于控制

10.致病性行为模式是指
　A.日常生活中危害健康的行为习惯
　B.患病过程中所表现出来的不利于疾病康复的行为
　C.可导致特异性疾病发生的行为模式
　D.违反法律法规并危害健康的行为
　E.不利于身体健康的行为

11.某私营医院聘任了大量兼职护士，护士在排班上有很大的自主性，可自己选择是否上夜班，这种排班方式称为
　A.集权式排班
　B.分权式排班
　C.自我排班
　D.自由排班
　E.民主排班

12."孤阴不生，独阳不长"主要属于何种阴阳关系

A.对立

B.转化

C.互根

D.平衡

E.消长

13.床单位进行紫外线灯照射消毒时，灯管应位于

　A.床旁2米处

　B.床面上方2米处

　C.床旁1米处

　D.床面上方1米处

　E.在房间内吸顶安装

14.学生在运动会之前在老师的指导下进行队列训练，这种队列训练的行为属于一种

　A.无意模仿

　B.有意模仿

　C.强迫模仿

　D.自愿模仿

　E.随意模仿

15.凡士林等油类和粉剂的灭菌方法是

　A.干热灭菌

　B.压力蒸汽灭菌

　C.环氧乙烷灭菌

　D.等离子体灭菌

　E.甲醛低温灭菌

16.管理的职能不包括

　A.计划职能

　B.组织职能

　C.人力资源管理职能

　D.领导职能

　E.经济职能

17.生物监测压力蒸汽灭菌效果的频率是

　A.每包

　B.每天

　C.每月

　D.每周

　E.每锅

18.炭疽杆菌在泥土中能生存的时间为

　A.2周

　B.2个月

　C.2年

　D.5年

　E.10年以上

19.引起医院感染的病原微生物主要是

　A.条件致病菌

B.致病菌

C.自然界中的一切微生物

D.空气中的微生物

E.环境中的微生物

20.除呼吸道传播外，结核病常见的传播途径还有

　A.泌尿传播

　B.消化道传播

　C.皮肤接触传播

　D.性传播

　E.血液传播

21.一骨折病人入院时无肺部感染临床表现，4天后出现肺部感染症状和体征，该病人是

　A.医院感染

　B.非医院感染

　C.正常现象

　D.并发症

　E.难以确定

22.二重感染属于

　A.原位菌群失调

　B.易位菌群失调

　C.移位菌群失调

　D.一度菌群失调

　E.二度菌群失调

23.移位菌群失调最主要的原因是

　A.不恰当使用抗菌药物

　B.外科手术

　C.插管或介入治疗

　D.免疫功能下降

　E.细菌结构变化

24.外科手术、插管等诊疗措施引起的移位菌群失调属于

　A.外源性菌群失调

　B.内源性菌群失调

　C.横向移位菌群失调

　D.纵向移位菌群失调

　E.原位菌群失调

25.细菌在人体定植，除有适宜的环境、相当的细菌数量以外，还应具备的条件是

　A.移位途径

　B.细菌具有黏附力

　C.适宜的pH

　D.生物屏障

　E.细菌易位

26.下列哪项不属于护患沟通技巧

　A.交谈技巧

B.开放式提问技巧

C.沉默技巧

D.非语言沟通技巧

E.行为训练技巧

27.两个人员协同工作发挥的作用可以达到1+1>2的效果，体现了

　A.人的主观能动性

　B.人力资源的可塑性

　C.人力资源的组合性

　D.人力资源的流动性

　E.人力资源闲置过程中的消耗性

28.护理人员的培训首先要从组织的发展战略出发，保证培训能够促进组织战略目标的实现，体现了护士培训的

　A.按需施教，学用一致的原则

　B.与组织战略发展相结合的原则

　C.长期性与急用性相结合的原则

　D.重点培训和全员培训相结合的原则

　E.综合素质与专业素质培训相结合的原则

29.肠道正常菌群参与合成叶酸，体现的是其

　A.营养作用

　B.免疫调节作用

　C.定植抵抗力作用

　D.生物屏障作用

　E.抗衰老作用

30.主要经粪–口途径传播的肝炎病毒有

　A.甲型肝炎病毒、丙型肝炎病毒

　B.甲型肝炎病毒、戊型肝炎病毒

　C.乙型肝炎病毒、丙型肝炎病毒

　D.乙型肝炎病毒、戊型肝炎病毒

　E.甲型肝炎病毒、乙型肝炎病毒

31.下列属于污染区的是

　A.医务人员值班室

　B.医护人员办公室

　C.治疗室

　D.医生更衣室

　E.患者入院接待处

32.关于合理使用抗菌药物的叙述，**错误**的是

　A.严格掌握抗菌药物使用的适应证和禁忌证

　B.预防和减少抗菌药物的副作用

　C.根据抗菌药敏试验结果及药物代谢动力学特征严格选择药物和给药途径

　D.采用适宜的药物、剂量、疗程和给药方法，避免耐药株产生

　E.对于感染高风险的人群可及早给予抗菌药物，预防

感染发生

33.计划职能中最为关键的职能是

　A.计划制定职能

　B.决策职能

　C.预测职能

　D.修订职能

　E.控制职能

34.冬天给小区的老人讲解冬季保健知识属于

　A.学校健康教育

　B.职业人群健康教育

　C.医院健康教育

　D.社区健康教育

　E.易感人群健康教育

35.控制医院感染最简单、最有效、最方便、最经济的方法是

　A.手卫生

　B.环境卫生

　C.抗菌药物的合理使用

　D.传染病的防控

　E.消毒与灭菌

36.医院感染中与不恰当的医疗护理操作有关的百分比是

　A.10%~20%

　B.20%~30%

　C.30%~40%

　D.30%~50%

　E.40%~60%

37.**不属于**艾滋病传播途径的是

　A.同性性接触

　B.异性性接触

　C.同桌进餐

　D.输血

　E.分娩

38.**不属于**医院感染的高危人群的是

　A.老年病人

　B.早产儿和新生儿

　C.免疫抑制剂使用者

　D.ICU患者

　E.孕产期妇女

39.组织内的权力相对集中，实施一元化管理，符合组织设计的

　A.精简要求

　B.统一要求

　C.协作要求

　D.高效要求

E.分工要求

40.**不属于**护理质量评价定性分析法的是
  A.分层法
  B.调查表法
  C.直方图法
  D.因果分析图
  E.头脑风暴法

41.护理人员数量与结构设置的主要依据是
  A.合理结构原则
  B.最大优化组合原则
  C.提升经济效能原则
  D.满足病人护理需要原则
  E.动态调整原则

42.预防ICU患者医院感染最切实的措施是
  A.提高从业人员素质
  B.尽量减少使用介入性监护方法
  C.关注医疗设备的使用
  D.给予必要的保护性医疗措施
  E.提高病人和工作人员的安全措施

43.健康传播具有明确的目的性,表现在
  A.以疾病为中心
  B.以患者为中心
  C.以社区为中心
  D.以生活方式为中心
  E.以健康为中心

44.健康教育处方的形式属于
  A.医嘱
  B.咨询
  C.口头教育
  D.书信
  E.发放宣传资料

45."原正常菌群大部分被抑制,只有少数菌种占决定性优势",这种菌群失调属于
  A.原位失调
  B.一度失调
  C.二度失调
  D.三度失调
  E.四度失调

46.按照格林模式,"价值观"属于影响健康教育诊断的
  A.倾向因素
  B.促成因素
  C.强化因素
  D.遗传因素
  E.学习因素

47.消毒灭菌的原则**不包括**
  A.重复使用的器械、物品,应先清洁再进行消毒或灭菌
  B.当受到患者的血液、体液等污染时,先去除污染物,再清洁与消毒
  C.环境与物体表面,应先清洁再消毒
  D.耐热、耐湿的手术器械首选压力蒸汽灭菌
  E.疑似或确诊有病毒感染的病人应选用一次性诊疗器械、器具和物品

48.关于控制的叙述,**错误**的是
  A.监视各项活动以保证它们按计划进行,并纠正各种重要偏差的过程
  B.控制的重要性包括在执行组织计划中的保障作用和在管理职能中的关键作用
  C.控制的类型包括前馈控制、同期控制和反馈控制
  D.控制的基本过程包括建立标准、衡量绩效和纠正偏差
  E.控制的基本方法包括预算控制、质量控制、进度控制和数据控制

49.健康信念模式解释健康相关行为所运用的方法是
  A.医学基础
  B.社会心理
  C.临床医学
  D.医学管理
  E.卫生管理

50.健康教育的最终目的是
  A.传播健康信息
  B.帮助个人和群体掌握卫生保健知识
  C.改善教育对象的健康相关行为
  D.减轻影响健康的危险因素
  E.预防疾病、促进健康、提高生活质量

51.以下属于不良疾病行为的是
  A.吸烟
  B.酗酒
  C.讳疾忌医
  D.暴饮暴食
  E.缺乏锻炼

52.计划工作中,评估形势的主要内容包括
  A.社会关系、社会经济、社会竞争、服务对象的需求
  B.社会需求、社会竞争、组织资源、社会经济的需求
  C.社会竞争、社会关系、社会需求、服务对象的需求
  D.社会需求、社会竞争、组织资源、服务对象的需求
  E.社会需求、社会关系、社会竞争、组织资源的需求

53."3年内,社区16~26岁青少年吸烟率降低25%",这属于健康教育的
  A.计划目的
  B.健康目标

C.行为目标

D.计划目标

E.教育目标

54.通过阅读患者的病历、分析病史及其健康影响因素来评估患者健康需求的方法是

　　A.直接评估法

　　B.间接评估法

　　C.病历评估法

　　D.非语言评估法

　　E.语言评估法

55.管理学家莱金提出的ABC时间管理法中，最重要且必须完成的目标属于

　　A.A级

　　B.B级

　　C.C级

　　D.D级

　　E.E级

56.正式沟通的优点是

　　A.方法灵活

　　B.约束力小

　　C.不需要借助非正式沟通以弥补不足

　　D.效果较好

　　E.速度较慢

57.通过影响下属达到实现组织和集体目标的行为过程，其目的是使下属心甘情愿地为组织目标而努力，指的是

　　A.管理

　　B.协调

　　C.领导

　　D.组织

　　E.计划

58.静脉导管留置时间过长易发生感染，一般导管留置时间不宜超过

　　A.1天

　　B.2天

　　C.3天

　　D.7天

　　E.14天

59."先将总体的观察单位按一定的顺序分成若干部分，再按照一定的顺序，每间隔一定数量的单位抽取一个单位进入样本"。此种抽样方法属于

　　A.随机抽样

　　B.系统抽样

　　C.分层抽样

　　D.整群抽样

　　E.方便抽样

60.在医院感染中，属内源性感染的是

　　A.病原体来源于护士污染的手

　　B.病原体来源于消毒不合格的医疗用品

　　C.病原体来源于自身口腔

　　D.病原体来源于探视者

　　E.病原体来源于其他病人

61.医院感染暴发中流行病学处理的基本步骤，前三步是

　　A.证实流行或暴发→查找感染源→查找引起感染的因素

　　B.证实流行或暴发→组织落实有效的控制措施→写出调查报告

　　C.查找感染源→证实流行或暴发→查找引起感染的因素

　　D.查找引起感染的因素→证实流行或暴发→查找感染源

　　E.查找感染源→查找引起感染的因素→证实流行或暴发

62.关于抗菌药物的作用机制，错误的叙述是

　　A.干扰细胞壁的合成

　　B.抑制细菌芽孢生成

　　C.抑制细菌核酸合成

　　D.影响细菌蛋白质的合成

　　E.损伤细胞膜

63.在婴幼儿保健方面，妈妈们更愿意相信医务人员的指导，而不是街头小报的指导，这体现了受者的

　　A.求真心理

　　B.求近心理

　　C.求短心理

　　D.求新心理

　　E.求情厌教

64.梅毒的病原体为

　　A.奈瑟菌

　　B.钩端螺旋体

　　C.苍白螺旋体

　　D.汉坦病毒

　　E.人乳头瘤病毒

65.某24岁产妇，护士通过与其交谈，了解到年轻母亲缺乏婴儿喂养的知识和技能，这是健康教育程序的

　　A.评估需求阶段

　　B.确定目标阶段

　　C.制定计划阶段

　　D.实施计划阶段

　　E.评价效果阶段

66.某护士误将甲床患者的青霉素输给乙床患者，造成乙床患者因青霉素过敏死亡，该事件属于

　　A.一级医疗事故

　　B.二级医疗事故

　　C.三级医疗事故

　　D.四级医疗事故

E.护理缺陷

67.某护士在给一位HBsAg阳性的患者抽血时不慎被针头刺伤手指，当时按照"针刺伤处理指南"处理了伤口。为预防感染，最应该给该护士注射的药物是
A.破伤风抗毒素
B.抗病毒血清
C.广谱抗生素
D.免疫球蛋白
E.白蛋白

68.护理部制定护士年度培训时拟对全员护士加强常用抢救技术培训，下列哪项技术可**不作为**需全员培训的项目
A.吸氧
B.吸痰
C.止血包扎法
D.骨折固定
E.血液净化

69.护士告诉某新入院患者到放射科去做检查，但是忘了给申请单，也未告诉患者在哪里做检查，导致患者在门诊耽误很长时间。该护士的行为属于沟通障碍中的
A.目的不明，导致信息内容的不准确
B.表达模糊，导致信息传递错误
C.选择失误，导致信息误解的可能性增大
D.言行不当，导致信息理解错误
E.过度加工，导致信息模糊或失真

70.某医院护理部为制定该院的5年护理发展规划，采用SWOT法对该院的外部条件和内部条件进行了全面分析，这个步骤是制定计划中的
A.分析评估
B.确定目标
C.比较方案
D.拟定备选方案
E.制定辅助计划

71.发现医院感染散发病例时，报告医院感染管理科的时间是
A.2小时内
B.6小时内
C.12小时内
D.24小时内
E.48小时内

72.烧伤病房空气卫生学标准是
A. ≤10CFU/m³
B. ≤100CFU/m³
C. ≤200CFU/m³
D. ≤500CFU/m³

E. ≤20CFU/m³

73.在某一社区护士正在进行以高血压预防为主题的讨论会，在组织讨论过程中，护士做法不恰当的是
A.对每位参与者表示欢迎
B.请每位参与者自我介绍
C.对发言者给予肯定性反馈
D.提出可引发争论的开放式问题以打破僵局
E.因某发言者侃谈而形成"一言堂"时，出于礼貌，不予打断

74.高血压患者学习电动测压计时，常采用
A.无意模仿
B.有意模仿
C.强迫模仿
D.主动交往
E.被动交往

75.系统的功能大于各个个体的功效之和，这反映了系统特性的
A.整体性
B.相关性
C.层次性
D.目的性
E.环境适应

76.某医院ICU护士长到病房检查危重病人的护理时，发现病人的卧位不正确，给予指出，并纠正之。该护士长的行为属于
A.预先控制
B.过程控制
C.反馈控制
D.全面控制
E.局部控制

77.患者甲，60岁。刚刚被确诊为冠心病，护士请同样患有冠心病的乙给患者甲讲述自我管理心得，此行为是利用了下列哪一项心理特点
A.求真
B.求新
C.求短
D.求快
E.求近

78.患者，男，35岁。因糖尿病、高血压住院治疗。**不属**于病房教育内容的是
A.高血压病的病因
B.陪伴探视制度
C.糖尿病的饮食要求
D.高血压病的治疗原则
E.糖尿病并发症的防治措施

79.护理部主任在安排医院新护士岗位培训时，直接向某病区护士下发培训任务。该护理部主任违背的沟通原则是
A.信息明确
B.组织结构完整性
C.及时性
D.非正式沟通策略
E.重视交谈与倾听技巧

80.根据格林模式，"生活质量"属于健康教育诊断中的
A.社会诊断
B.行为诊断
C.流行病学诊断
D.环境诊断
E.教育诊断

81.对胃镜检查中使用的活检钳进行灭菌处理，首选的方法是
A.压力蒸汽灭菌
B.环氧乙烷灭菌
C.过氧化氢低温等离子体灭菌
D.甲醛蒸汽灭菌
E.喷雾消毒法

82.患者，男，78岁。5个月前曾行左髋关节置换术，现出现左髋关节疼痛。查体：T 38.3℃，局部有压痛，从深部切口处穿刺抽出10ml脓性液体。细菌培养显示阳性。该病例考虑为
A.深部手术切口感染，属医院感染
B.关节腔隙感染，属医院感染
C.深部手术切口感染，不属于医院感染
D.关节腔隙感染，不属医院感染
E.切口感染，属医院感染

83.某居民，女，58岁。高血压病患者，喜好高盐饮食。社区护士按照健康相关行为改变理论的"知信行模式"对其进行健康教育。按照"知信行模式"，"信"在此案例中是指
A.提高该居民对社区护士的信任
B.该居民能达到低盐饮食行为的信度
C.该居民形成高盐饮食危害健康的信念
D.该居民建立低盐饮食促进健康的效度
E.社区护士向该居民提供低盐饮食有益健康的信息

84.某护士长到心胸外科做护士长3个月，她善于揣摩护士的感觉和需要，鼓励护士自己做决策并承担责任，将新护士培训交给高年资护士去做，让高年资护士制定出培训计划，讨论后执行。该护士长的这种做法是
A.目标授权法
B.充分授权法
C.不充分授权法
D.弹性授权法
E.引导授权法

二、以下提供若干组考题，每组考题共同使用在考题前列出的A、B、C、D、E五个备选答案，请从中选择一个与考题关系最密切的答案，并在答题卡上将相应题号的相应字母所属的方框涂黑。每个备选答案可能被选择一次、多次或不被选择。

（85~86题共用备选答案）
A. ABC时间管理法
B.四象限时间管理法
C.记录统计法
D.拟定时间进度表
E.区域管理法
85.管理者可以把时间分为整体、阶段和瞬时三种情况来进行管理，称为
86.管理者通过记录和总结每天时间消耗状况，分析时间浪费的原因，采取适当的措施节约时间，称为

（87~88题共用备选答案）
A.声调
B.语言
C.眼神
D.节奏
E.服饰
87.无声的动姿指
88.无声的静姿指

（89~91题共用备选答案）
A.人际传播
B.人内传播
C.大众传播
D.群众传播
E.组织传播
89.借助职业性传播机构的传播类型是
90.与公共关系学的形成有关的是
91.共享信息最基本的传播方式是

（92~94题共用备选答案）
A.传单
B.模型
C.幻灯
D.咨询
E.广播
92.属于口头健康传播途径的是
93.属于形象健康传播途径的是
94.属于文字健康传播途径的是

（95~96题共用备选答案）

A.传播过程具有复合性

B.是双向的直接选择

C.受传者行为的可塑性

D.降低医疗成本

E.能及时反馈

95.属于健康传播特点的是

96.属于群体传播特点的是

（97~98题共用备选答案）

A.形成评价

B.过程评价

C.效应评价

D.结局评价

E.总结评价

97.通过查阅档案资料、目标人群调查和现场观察法等方

法完成的健康教育评价属于

98.对目标人群因健康教育项目导致的相关行为及其影响因素的变化进行评价，属于健康教育评价中的

（99~100题共用备选答案）

A.准确性原则

B.速度性原则

C.经济性原则

D.针对性原则

E.科学性原则

99.强调针对具体受者、具体情况选择传播途径，遵循的原则是

100.强调保证信息能准确地传递给受者，选择传播途径遵循的原则是

# 答案与解析

| 1 | 2 | 3 | 4 | 5 | 6 | 7 | 8 | 9 | 10 |
|---|---|---|---|---|---|---|---|---|---|
| C | C | E | D | E | D | B | A | D | C |

| 11 | 12 | 13 | 14 | 15 | 16 | 17 | 18 | 19 | 20 |
|---|---|---|---|---|---|---|---|---|---|
| C | C | D | C | A | E | D | E | A | B |

| 21 | 22 | 23 | 24 | 25 | 26 | 27 | 28 | 29 | 30 |
|---|---|---|---|---|---|---|---|---|---|
| A | A | A | D | B | E | C | B | A | B |

| 31 | 32 | 33 | 34 | 35 | 36 | 37 | 38 | 39 | 40 |
|---|---|---|---|---|---|---|---|---|---|
| E | E | B | D | A | D | C | E | B | E |

| 41 | 42 | 43 | 44 | 45 | 46 | 47 | 48 | 49 | 50 |
|---|---|---|---|---|---|---|---|---|---|
| D | B | E | A | D | A | E | E | B | E |

| 51 | 52 | 53 | 54 | 55 | 56 | 57 | 58 | 59 | 60 |
|---|---|---|---|---|---|---|---|---|---|
| C | D | D | B | A | D | C | C | C | C |

| 61 | 62 | 63 | 64 | 65 | 66 | 67 | 68 | 69 | 70 |
|---|---|---|---|---|---|---|---|---|---|
| A | B | A | C | A | A | D | E | E | A |

| 71 | 72 | 73 | 74 | 75 | 76 | 77 | 78 | 79 | 80 |
|---|---|---|---|---|---|---|---|---|---|
| D | C | E | B | A | B | E | B | B | A |

| 81 | 82 | 83 | 84 | 85 | 86 | 87 | 88 | 89 | 90 |
|---|---|---|---|---|---|---|---|---|---|
| A | A | C | C | E | C | C | E | C | E |

| 91 | 92 | 93 | 94 | 95 | 96 | 97 | 98 | 99 | 100 |
|---|---|---|---|---|---|---|---|---|---|
| A | D | B | A | A | B | B | C | D | A |

1.解析：直线型组织结构的优点包括：①结构简单，命令统一；②责权明确；③联系便捷，易于适应环境变化；④管理成本低。适用于企业规模不大，职工人数不多，生产和管理工作都比较简单的情况或现场作业管理。

2.解析：管理的二重性是指与生产力相联系的自然属性和与生产关系相联系的社会属性，其是管理的基本特征。

3.解析：急诊科护士长根据护理部总体目标制定自己科室的工作计划和目标，这种做法遵循的是任务与目标一致原则。

4.解析：直线型组织结构又称单线型组织结构，是最古老、最简单的一种组织结构类型。其特点是组织系统职权从组织上层"流向"组织基层。上、下级关系是直线关系，即命令与服从的关系。组织内部不设参谋部门。

5.解析：控制职能是管理过程中的关键职能，其通过信息反馈和绩效评估，对组织的活动进行监督、检查并纠正偏差，是连续不断、反复进行的过程，贯穿于整个管理活动的始终。

6.解析：根据讨论的主题，选择相关的人员组成小组，小组讨论的人数一般以6~10人为宜。

7.解析：用清洁剂认真揉搓掌心、指缝、手背、手指关节、指腹、指尖、拇指、腕部等，时间不少于10~15s，流动水洗净。

8.解析：高度危险性物品是指穿过皮肤、黏膜而进入无菌性组织或器官内部，或与破损的组织、皮肤、黏膜密切接触的物品。如手术器械、注射器、透析器、脏器移植物、导尿管、膀胱镜等。

9.解析：目标修正不灵活是目标管理的缺点。目标管理要取得成效，就必须保持目标的明确性和肯定性，如果目标经常改变，说明计划没有经过深思熟虑，所确定的目标是没有意义的。

10.解析：致病性行为模式是指可导致特异性疾病发生的行为模式。

11.解析：这种排班方式称为自我排班，就是由病区护理人员自己排班，可激励护理人员的自主性，提高工作满意度。

12.解析：阴阳互根，是指阴阳相互依存、互为前提的关系。即阴和阳任何一方都不能脱离另一方而单独存在，每一方都以相对的另一方的存在作为自己存在的前提和条件。

13.解析：使用紫外线灯进行物体表面消毒时，可安装在消毒面上方1米处；进行空气消毒时，可吸顶安装。

14.解析：人类一般通过三种学习方式来发展行为，包括无意模仿、有意模仿和强迫模仿。其中强迫模仿可以让人们获得规定行为，如队列训练等。

15.解析：干热灭菌适用于耐热、不耐湿、蒸汽或气体不能穿透物品的灭菌，如玻璃、金属等医疗用品和油类、粉剂等制品的灭菌。

16.解析：管理的职能包括计划职能、组织职能、领导职能、人力资源管理职能和控制职能。

17.解析：压力蒸汽灭菌效果的监测方法包括物理监测法、化学监测法、生物监测法和B–D测试。生物监测的频率是每周监测1次。

18.解析：炭疽杆菌在泥土中可生存10年以上。

19.解析：引起医院感染的病原微生物主要是条件致病菌。

20.解析：结核杆菌可通过呼吸道、消化道传播，其中呼吸道传播最常见，其次是消化道传播。

21.解析：患者入院时无肺部感染症状，4天后出现肺部感染症状，上述情况即属于医院感染。

22.解析：正常菌群的三度失调称菌群交替症或二重感染。三度失调为原位菌群失调中的一种。

23.解析：移位菌群失调，也称定位转移或易位，即正常菌群由原籍生境转移到外籍生境或本来无菌的部位定植或定居，其原因多为不恰当地使用抗菌药物。

24.解析：纵向移位菌群失调，如从皮肤及黏膜表层向深层转移，从肠腔向腹腔转移，经血液循环或淋巴循环向远处转移。外科手术、插管等侵入性诊疗，免疫力低下的患者易发生纵向移位菌群失调。

25.解析：细菌在人体定植，除有适宜的环境、相当的数量以外，还需要细菌具有黏附力。

26.解析：护患沟通技巧包括：①语言沟通技巧，常称为交谈技巧，包括提问（开放式、封闭式、探索式）、重复、澄清、激发等；②非语言沟通技巧，包括体语、空间效应、触摸、沉默、倾听等。

27.解析：两个人员协同工作发挥的作用可以达到1+1>2的效果，体现了人力资源的组合性。

28.解析：护理人员应遵循与组织战略发展相结合的原则，即护理人员的培训要从组织的发展战略出发，使培训能够促进战略目标的实现。

29.解析：营养作用是指肠道菌群可降解未消化的食物残渣，有利于机体进一步吸收，同时亦可合成各种维生素，如维生素$B_2$、叶酸、泛酸及维生素K等。

30.解析：甲型肝炎病毒和戊型肝炎病毒均通过粪–口传播。

31.解析：患者入院接待处接触患者病原体的机会多，属于污染区。

32.解析：对于感染风险高，还未出现感染征象的人群不宜给予抗菌药物。

33.解析：决策职能属于计划职能中最为关键的职能。

34.解析：冬天针对社区里所有的老年人群开展冬季保健知识方面的健康教育即属于社区健康教育。

35.解析：做好手的清洁、消毒是控制医院感染最简单、最有效、最方便、最经济的方法。

36.解析：医院感染中30%~50%的病例与不恰当的医疗护理操作有关。

37.解析：日常生活接触，如握手、拥抱、共同进餐、共用浴具等不会感染艾滋病。

38.解析：医院感染的高危人群包括老年人、早产儿和新生儿、ICU患者及免疫抑制剂使用者。

39.解析：组织内的权力相对集中，实施一元化管理，体现了组织设计的统一要求。

40.解析：护理质量评价统计方法主要包括分层法、调查表法、排列图法、因果分析图和控制图等。

41.解析：护理人员数量与结构设置首先必须考虑的是病房内患者的数量、护理等级等，即必须首先满足患者的护理需要。

42.解析：ICU患者属于感染的高风险人群，医护人员应尽量减少使用介入性、有创性的监护方法，以减少医院内感染的发生。

43.解析：健康传播具有明确的目的性，以健康为中心，争取改变个体和群体的知识、态度、行为，使之向健康方向转化。

44.解析：健康教育处方是指在诊疗过程中，以医嘱的形式对患者的行为和生活方式给予指导。

45.解析：三度失调是指原正常菌群大部分被抑制，只有少量菌种占决定性优势。

46.解析：倾向因素是指产生某种行为的动机、愿望，或是诱发某行为的因素，如知识、信念、态度和价值观等。

47.解析：消毒灭菌的原则包括：①重复使用的诊疗器械、物品，使用后先清洁再进行消毒或灭菌；②耐热、耐湿的手术器械应首选压力蒸汽灭菌；③进入人体组织或无菌器官的医疗器械应灭菌，接触皮肤、黏膜的器械和用品消毒即可；④环境与物体表面，一般情况下先清洁再消毒，当受到患者血液、体液污染时，先去除污染物，再清洁与消毒。

48.解析：控制的基本方法包括预算控制、质量控制、进度控制和目标控制。

49.解析：健康信念模式是运用社会心理方法解释健康相关行为的理论模式。

50.解析：健康教育是有计划、有组织、有评价的系统干预活动，它以调查研究为前提，以传播健康信息为主要措施，以改善对象的健康相关行为为目标，达到预防疾病、促进健康、提高生活质量的最终目的。

51.解析：不良疾病行为是指个体从感知到自身患病到疾病康复过程中所表现出来的不利于疾病治疗和恢复的行为，如隐瞒病情、讳疾忌医、不遵医嘱。

52.解析：评估形势是指首先将系统看作一个整体，通过适当的社会调查获取相关信息资料，进行评估分析。评估的内容包括：①市场：社会需求；②社会竞争；③服务对象的需求；④组织资源：组织内部的优势和劣势。

53.解析："3年内，社区16~26岁青少年吸烟率降低25%"，属于计划目标。

54.解析：通过阅读患者的病历、分析病史及其健康影响因素来评估患者健康需求的方法属于间接评估法。

55.解析：由美国管理学家莱金提出，应将各阶段目标分为A、B、C三个等级，A级为最重要且必须完成的目标，B级为较为重要很想完成的目标，C级为不太重要可暂时搁置的目标。

56.解析：正式沟通是指通过组织明文规定的渠道进行的与工作相关的信息传递和交流，它与组织的结构息息相关。正式沟通的优点是效果好，比较严肃，有较强的约束力，易于保密，可以使信息沟通保持权威性。重要和权威的信息都应使用正式沟通。其缺点是：由于依靠组织系统层层传递，速度较慢，比较刻板，不灵活。

57.解析：领导就是指挥、带领、引导和鼓励下属为实现目标而努力的过程，领导目的是通过影响下属而达到组织的目标。

58.解析：静脉导管留置时间一般不宜超过3天，以免增加感染的概率。

59.解析：系统抽样是指先将总体的观察单位按一定的顺序分成若干部分，再按照一定的顺序，每间隔一定数量的单位抽取一个单位进入样本。

60.解析：内源性感染的病原体来自患者体内或体表的正常菌群或条件致病菌，如口腔、会阴等。

61.解析：医院感染暴发中流行病学处理的基本步骤，前三步是证实是否有流行或暴发，提出初步假设，确定调查目标，进行现场调查（病例感染源感染途径采集标本及其他资料），可概括为证实流行或暴发→查找感染源→查找引起感染的因素。

62.解析：抗菌药物的作用机制主要包括：①干扰细菌细胞壁合成；②损伤细胞膜；③影响细菌蛋白质的合成；④抑制细菌核酸的合成。

63.解析：受教育对象更愿意相信医务人员的专业性指导，而不是街头小报缺乏客观、真实的指导，这体现了受者的求真心理。

64.解析：梅毒的病原体为苍白螺旋体。

65.解析：护士通过与产妇交谈，了解其缺乏婴儿喂养的知识和技能，这属于健康教育中评估需求阶段。

66.解析：一级医疗事故是指造成患者死亡、重度残疾的事故。

67.解析：某护士在给一位HBsAg阳性的患者抽血时不慎被针头刺伤手指，为预防感染，应给该护士注射高效价免疫球蛋白。

68.解析：血液净化属于专科培训内容，不作为全员培训的项目。

69.解析：护士告诉某新入院患者到放射科去做检查，但是针对性不强，相关的内容未交代清楚，导致患者在门诊耽误很长时间，未达到有效沟通的目的。

70.解析：护理部计划制定5年护理发展规划，采用SWOT法分析医院的外部条件和内部条件，属于制定计划中的分析评估。

71.解析：发现医院感染散发病例时，应在24小时内报告医院感染管理科。

72.解析：普通手术室、产房、婴儿室、早产儿保护性隔离室、供应室、无菌区、烧伤病房、重症监护室空气卫生学标准≤200CFU/cm$^3$。

73.解析：在组织讨论的过程中，主持人应能有效地控制局面，因某发言者健谈而形成"一言堂"时，主持人应礼貌地提醒，必要时打断。

74.解析：高血压患者学习电动测压计时，常采用有意模仿。

75.解析：系统的功能大于各个个体的功效之和，这反映了系统的整体性。

76.解析：过程控制是指在计划执行过程中纠正措施。护理管理者通过现场监督检查、指导和控制下属的活动，对执行计划的各个环节质量进行控制，发现偏差立即采取纠正措施，ICU护士长到病房检查危重患者，发现患者的卧位不正确，给予指出，并纠正，即属于过程控制。

77.解析：护士让同样冠心病的患者分享疾病的自我管理，体现了受者求近的心理。

78.解析：病房教育是指医护人员在患者住院期间对患者及家属进行的教育。主要包括患者所患疾病的病因、症状、并发症、治疗原则、饮食等知识，以提高患者的依从性。

79.解析：组织结构完整性原则是指根据统一指挥原则，上级领导不越级直接发布命令进行管理。若确实需要越级沟通，应先同下级管理者沟通。护理部主任直接向某区护士下发培训任务，违背了组织机构完整性原则。

80.解析：社会诊断的主要目的是从分析广泛的社会问题入手，了解社会问题与健康问题的相关性，其重点内容包括社会环境和生活质量。

81.解析：手术器械，如活检钳首选压力蒸汽灭菌。

82.解析：患者左髋关节置换术后发生感染，即属于医院感染。医务人员从患者深部切口处穿刺抽出10ml脓性液体，证实为深部手术切口感染。

83.解析：知信行模式中的"信"是指信念和态度，居民形成高盐饮食危害健康的信念即属于患者的态度。

84.解析：护士长将新护士培训交给高年资护士去做，让高年资护士制定出培训计划，但是需要讨论后执行，该护士长的做法为不充分授权法。

85.解析：管理者可以把时间分为整体、阶段和瞬时三种情况来进行管理，称为区域管理法。

86.解析：管理者通过记录和总结每天时间消耗状况，分析时间浪费的原因，采取适当的措施节约时间，称为记录统计法。

87.解析：眼神是无声的动姿。

88.解析：服饰是无声的静姿。

89.解析：大众传播是职业性传播机构通过广播、电视、书籍、报刊、电影等大众传播媒介向社会人群传递信息的过程。

90.解析：组织传播是指组织之间、组织内部成员之间的信息交流活动，是有组织、有领导地进行一定规模的信息传播。现代社会中，组织传播已成为一个独立的研究领域，即公共关系学。

91.解析：人际传播是指人与人之间面对面直接的信息交流，是个体之间相互沟通。人际传播是建立人际关系的基础，是共享信息的最基本传播形式。

92.解析：口头健康传播途径有演讲、报告、座谈、咨询等。

93.解析：形象健康传播途径有图片、标本、食物、模型等。

94.解析：文字健康传播途径有报纸、杂志、书籍、传单等。

95.解析：健康传播过程具有复合性，多表现为多级传播、多种途径传播及多次反馈。

96.解析：群体传播是指组织以外的小群体（非组织群体）的传播活动，是双向选择的结果。

97.解析：通过查阅档案资料、目标人群调查和现场观察法等方法完成的健康教育评价属于过程评价。

98.解析：效应评价是对目标人群因健康教育项目所导致的相关行为及影响因素的变化进行评价。

99.解析：针对性原则是指针对具体受者、具体情况选择传播途径。

100.解析：准确性原则是指保证信息能准确地传递至受者。

# 2025
## 护理学（中级）
# 单科 一次过
## 全真模拟试卷与解析
## ——相关专业知识
### 全真模拟试卷（二）

全国卫生专业技术资格考试研究专家组　编写

中国健康传媒集团

中国医药科技出版社

## 内 容 提 要

　　本书根据最新考试大纲要求，通过分析历年考试真题，并在研究命题规律的基础上精心编写而成。供考生进行模拟自测，梳理对知识点的掌握程度，顺利通关考试。本套试卷分为试题和答案及解析两大部分，以便学生自测后核对答案。试卷中题型、题量及题目难易程度与考试真题保持高度一致，考生根据自己未通过的科目选择相应的试卷即可。

**图书在版编目（CIP）数据**

2025护理学（中级）单科一次过全真模拟试卷与解析.
相关专业知识 / 全国卫生专业技术资格考试研究专家组
编写 . -- 北京：中国医药科技出版社，2024.9.（2025.3重印）
（护考应急包）. -- ISBN 978-7-5214-4786-6

Ⅰ. R47-44

中国国家版本馆CIP数据核字第2024M9J853号

**美术编辑**　　陈君杞
**版式设计**　　南博文化

出版　**中国健康传媒集团** | 中国医药科技出版社
地址　北京市海淀区文慧园北路甲22号
邮编　100082
电话　发行：010-62227427　邮购：010-62236938
网址　www.cmstp.com
规格　889×1194mm $\frac{1}{16}$
印张　6
字数　222千字
版次　2024年9月第1版
印次　2025年3月第3次印刷
印刷　北京金康利印刷有限公司
经销　全国各地新华书店
书号　ISBN 978-7-5214-4786-6
定价　**25.00元**

获取新书信息、投稿、为图书纠错，请扫码联系我们。

# 试题部分

一、以下每一道考题下面有A、B、C、D、E五个备选答案。请从中选择一个最佳答案，并在答题卡上将相应题号的相应字母所属的方框涂黑。

1.采用血液、体液隔离的疾病是
   A.艾滋病
   B.甲型肝炎
   C.肠炭疽
   D.麻疹
   E.腮腺炎

2.在管理学中，管理的对象**不包括**
   A.人
   B.财
   C.物
   D.时间
   E.空间

3.五行中，"木"的特性是
   A.曲直
   B.炎上
   C.从革
   D.稼穑
   E.润下

4.PDCA中的D的含义是
   A.deal（分配）
   B.do（执行）
   C.damage（损害）
   D.data（数据）
   E.daily（每天）

5.说服教育对象转变不正确的健康态度、信念和行为习惯，属于
   A.咨询
   B.交谈
   C.教育
   D.劝服
   E.指导

6.0~3岁小儿的行为发展处于
   A.自由发展阶段
   B.自主发展阶段
   C.被动发展阶段
   D.主动发展阶段

E.巩固发展阶段

7.防止手术部位感染最有效的对策是
   A.更换敷料前洗手
   B.选用吸附力很强的伤口辅料
   C.缩短病人在监护室的滞留时间
   D.严格无菌技术操作
   E.保持室内空气清洁

8.健康教育中行为诊断的任务**不包括**
   A.区别引起疾病的行为与非行为因素
   B.区别引起健康问题的行为与非行为因素
   C.区别重要行为与相对不重要行为
   D.区别高可行性行为与低可行性行为
   E.区别高可变性行为与低可变性行为

9.关于物品选择消毒、灭菌方法的叙述，**错误**的是
   A.内镜需采用中水平消毒方法
   B.对受到真菌污染的物品选用中水平以上的消毒方法
   C.腹腔镜可选择环氧乙烷消毒、灭菌
   D.表面光滑的物品表面可选择紫外线消毒
   E.器械浸泡灭菌，应选择对金属基本无腐蚀性的消毒剂

10.**不能**达到灭菌效果的方法是
   A.电离辐射
   B.甲醛
   C.微波
   D.氯己定
   E.热力

11.根据《医疗机构专业技术人员岗位结构比例原则》，一级医院高级、中级、初级员工的比例应为
   A.1：2：（8~9）
   B.1：3：8
   C.1：3：6
   D.1：3：4
   E.1：4：8

12.当小组讨论出现沉默不语时，主持人可通过播放短小录像片，提出可引发争论的开放性问题或个别提问、点名等方式以
   A.建立融洽关系
   B.鼓励发言
   C.打破僵局
   D.控制局面
   E.结束讨论

13. 主要经血液传播的肝炎病毒为
    A.HAV、HBV、HCV
    B.HAV、HBV、HDV
    C.HCV、HEV
    D.HBV、HCV、HDV
    E.HAV、HBV

14. 在诊疗过程中，护士根据患者病情，对患者进行口头教育。此教育属于
    A.住院教育
    B.候诊教育
    C.咨询教育
    D.随诊教育
    E.健康教育处方

15. 健康教育要求因人而异、因势利导，以适应行为特点的
    A.可塑性
    B.差异性
    C.目的性
    D.自发性
    E.偶然性

16. 为确保效果，小组讨论的人数、时间最好分别为
    A.3~5人，0.5h左右
    B.6~10人，1h左右
    C.6~10人，1.5h左右
    D.11~15人，1h左右
    E.11~15人，1.5h左右

17. 护理组织中最高层次的文化是
    A.护理环境
    B.护理专业形象
    C.护理哲理
    D.护理道德规范
    E.护理制度

18. 预防下呼吸道感染**不正确**的护理措施是
    A.指导患者多进行深呼吸及有效的咳嗽
    B.指导患者多卧床休息，以保持体力
    C.适时开窗，保持室内空气新鲜
    D.协助患者定时翻身拍背
    E.使用胸部物理治疗技术

19. 科学管理理论的创始人是
    A.泰勒
    B.法约尔
    C.韦波
    D.梅奥
    E.麦格雷戈

20. 人力资源管理的内容**不包括**
    A.人员的选拔
    B.人员的联系
    C.人员的培训
    D.人员的聘用
    E.人员的考评

21. 某医院护理部主任召集几名护士长谈话，了解护理新举措在病房的实施情况，下列**不妥**的是
    A.做好谈话计划，确立谈话主题
    B.激发下级的谈话愿望
    C.真诚、及时地赞美下属
    D.掌握发问技巧，多提诱导性问题
    E.善于启发下属讲真情实话

22. 关于管理职能的叙述，正确的是
    A.评估、计划、指导、领导、控制
    B.计划、指导、人员管理、领导、控制
    C.评估、计划、组织、领导、控制
    D.计划、组织、人员管理、领导、控制
    E.计划、组织、人员管理、领导、评价

23. 健康教育宣传单的传播途径属于
    A.文字传播
    B.口头传播
    C.书面传播
    D.印刷传播
    E.形象传播

24. 人体内的正常菌群大部分是
    A.需氧菌
    B.厌氧菌
    C.寄生菌
    D.杆菌
    E.球菌

25. 管理者通过分析影响因素及个体优化组合后达到理想的整体效益，体现协调的原则是
    A.原则性与灵活性相结合原则
    B.利益一致原则
    C.整体优化原则
    D.勤于沟通原则
    E.目标导向原则

26. 健康教育与卫生宣教的根本区别在于健康教育更注重
    A.知识灌输与信息传播
    B.知识和行为双方面的改变
    C.对教育效果的及时评价
    D.生活和工作环境的改善
    E.有计划的、系统的教育

27. 制定计划要留有一定调节余地，以预防及减少不确定因素的影响，这是计划工作的
    A.系统性原则
    B.重点原则
    C.创新原则
    D.弹性原则
    E.可考核性原则

28. 建立标准时，应明确标准的类型、标准的水平，是否具备实行标准的条件等，体现了制定标准的
    A.预防为主原则
    B.标准明确原则
    C.统一化原则
    D.用数据说话原则
    E.所属人员参与原则

29. 为落实优质护理服务，护理部拟制定实施计划。首先着手的步骤是
    A.选定方案
    B.确定目标
    C.评估形势
    D.计划预算
    E.评估资源

30. 在抗感染药物使用过程中，**不属于**护士职责的是
    A.严格按照医嘱执行
    B.观察患者用药后的反应
    C.做好各种标本的留取和送检工作
    D.注意药物配伍禁忌和配制要求
    E.严格掌握药物使用适应证

31. 有效控制的特征**不包括**
    A.明确的目的性
    B.信息的准确性
    C.反馈的及时性
    D.标准合理性
    E.追求卓越性

32. 狭义的质量指的是
    A.产品质量
    B.过程质量
    C.工作质量
    D.个别质量
    E.总体质量

33. ABC时间管理的第一个步骤是
    A.工作目标分类
    B.列出工作目标
    C.排列工作先后顺序
    D.根据目标分配时间

E.记录时间利用情况

34. 控制医院感染最简单、直接而有效的方法是
    A.消灭感染源
    B.利用消毒、隔离技术来阻断传播途径
    C.改善宿主状况
    D.保护易感宿主
    E.合理应用抗生素以减少耐药菌的产生

35. 耐甲氧西林金黄色葡萄球菌的感染途径主要是
    A.污染的手导致人与人之间的传播
    B.病房的清扫工具
    C.一次性医疗用品
    D.探视人员从外界带给病人
    E.空气传播

36. 属于高效消毒剂的是
    A.季铵盐类
    B.碘伏
    C.过氧化氢
    D.乙醇
    E.氯己定

37. 健康信息的特征**不包括**
    A.易懂
    B.科学性
    C.针对性
    D.前瞻性
    E.指导性

38. 使用戊二醛溶液灭菌的常用灭菌浓度和浸泡时间是
    A.1%，5小时
    B.2%，5小时
    C.1%，10小时
    D.2%，10小时
    E.0.5%，24小时

39. **不属于**医院感染的是
    A.无明确潜伏期，入院48小时后发生的感染
    B.皮肤、黏膜开放性伤口，虽无炎症表现，但存在细菌定植
    C.医务人员在医院工作时获得的感染
    D.新生儿经母体产道时获得的感染
    E.由于诊疗措施激活的潜在性感染

40. 关于抗菌药物的管理，**错误**的是
    A.实行分级管理
    B.合理使用抗感染药物
    C.有针对性地选择一种抗生素治疗感染，避免无指征的联合用药
    D.病因未明的严重感染可联合使用抗生素

E.预防性抗生素的应用时间为72小时

41.某医院护理部实行目标管理,目标之一是"使护理人员基础技能考核达标率达96%",在管理过程中第二阶段的工作是
A.提出年度计划
B.建立"护理技术操作考核及评定小组"
C.制定各病区及个人达标措施
D.护理人员自我检查、自我控制及自我管理
E.反馈进展情况,根据考核结果进行奖惩

42.关于医院健康教育的意义,<u>不正确</u>的是
A.心理治疗
B.增加医院知名度
C.消除致病因素
D.降低医疗成本
E.密切医患关系

43.一般情况下,任职10年的护士长的影响力较刚上任的护士长要大,是因为
A.传统因素
B.资历因素
C.职位因素
D.品格因素
E.感情因素

44.管理者将完成任务所必需的组织资源交给下属,并准许自行决定行动方案的授权方式属于
A.目标授权法
B.充分授权法
C.制约授权法
D.弹性授权法
E.逐渐授权法

45.医院Ⅱ类区域的空气卫生学标准为未检出金黄色葡萄球菌和溶血性链球菌,细菌总数
A.≤5CFU/m³
B.≤10CFU/m³
C.≤100CFU/m³
D.≤200CFU/m³
E.≤500CFU/m³

46.<u>不属于</u>医院感染的高危人群是
A.孕产期妇女
B.ICU患者
C.免疫抑制剂使用者
D.早产儿和新生儿
E.老年人

47.炭疽杆菌繁殖体在日光下存活
A.2h

B.4h
C.8h
D.10h
E.12h

48.在计划的步骤中,"发展可选方案"之后的步骤是
A.选定方案
B.比较各种方案
C.提出替代方案
D.编制预算
E.制定辅助计划

49.一般情况下,从最高领导到基层领导合适的组织层次数是
A.1~2
B.2~4
C.3~6
D.4~8
E.5~10

50.医院感染目标监测的最佳方法是
A.医院实验室细菌培养阳性病例回顾
B.临床医师填报的病例
C.专职人员到病室前瞻性调查
D.病室监控护士报告病例
E.到病案室从出院病历中查阅病例

51.在团体决策中,为了克服障碍,鼓励一切有创见的思想,禁止任何批评,从而产生创造性方案的一种简单方法,称为
A.头脑风暴法
B.名义集体决策法
C.德尔菲法
D.专家意见法
E.电子会议法

52.减少偶然因素对评价效果的影响,可采用
A.重复测量
B.随机抽样
C.随机配对
D.检验测量工具
E.培训测量人员

53.由于自然灾害导致对健康教育目标人群的评价效果出现偏倚。此偏倚因素为
A.时间因素
B.观察因素
C.回归因素
D.选择因素
E.测试因素

54.组织文化区别于组织其他内容的根本点，也是最明显、最重要的特征之一的是组织文化
   A.实践性
   B.自觉性
   C.整合性
   D.综合性
   E.文化性

55.关于感染性疾病患者隔离室内物品的处理，**错误**的是
   A.体温计专人使用，用后须经高水平消毒才能用于其他病人
   B.同病原菌感染者可共用血压计和听诊器
   C.病历不可接触污染物品
   D.病历不应带进隔离室
   E.标本应经消毒处理后再丢弃

56.编设护理人员数量与结构的主要依据是
   A.患者的护理需要
   B.医院的类型
   C.医院的等级
   D.医院的规模
   E.科室设置

57.下列关于流行性出血热的叙述，正确的是
   A.主要病原体为柯萨奇病毒
   B.人类和鼠类感染后易发病
   C.具有单一宿主性
   D.不可垂直传播
   E.可通过食入被感染动物排泄物污染的食物感染

58.沟通的要素**不包括**
   A.信息来源
   B.信息编码
   C.信息解码
   D.信息贮存
   E.反馈

59.梅毒的病原体为
   A.钩端螺旋体
   B.奋森螺旋体
   C.雅司螺旋体
   D.苍白螺旋体
   E.品他螺旋体

60.根据"知信行模式"，信念是行为产生和改变的
   A.基础
   B.目标
   C.动力
   D.后果
   E.原因

61.医院感染暴发中流行病学处理的基本步骤，前三步是
   A.证实流行或暴发—查找感染源—查找引起感染的因素
   B.证实流行或暴发—组织落实有效的控制措施—写出调查报告
   C.查找感染源—证实流行或暴发—查找引起感染的因素
   D.查找引起感染的因素—证实流行或暴发—查找感染源
   E.查找感染源—查找引起感染的因素—证实流行或暴发

62.在较短时间内能反映医院感染基本情况的是
   A.医院感染发生率
   B.医院感染罹患率
   C.部位感染发生率
   D.医院感染患病率
   E.医院感染实查率

63.呼吸道隔离的主要原则**不包括**
   A.同一病菌感染者可同住一室
   B.接近病人需戴口罩
   C.接触病人污染的物品要洗手
   D.必须穿隔离衣、戴手套
   E.有病人在时房间应保持关闭

64.主持会议应把握的要点**不包括**
   A.紧扣议题
   B.激发思维
   C.引导合作
   D.维持秩序
   E.恪守时间

65.激励机制的核心是
   A.洞察需要
   B.明确动机
   C.满足需要
   D.及时反馈
   E.适当约束

66.某医院为了调查护理质量，请出院患者进行评价，这种评价方式是
   A.同级评价
   B.上级评价
   C.下级评价
   D.服务对象评价
   E.随机抽样评价

67.口头传播形式包括
   A.咨询
   B.传单
   C.模型
   D.报刊
   E.幻灯

68.患者，男，70岁。因脑卒中住重症监护病房。为做好ICU医院感染的预防工作，工作人员应遵循的原则**不包括**
   A.提高患者抵抗力
   B.选用广谱抗生素
   C.采用保护性医疗措施
   D.选择非介入性监护方法
   E.减少介入性血流动力学监护的使用频率

69.某肿瘤科护士准备给患者做经外周穿刺中心静脉置管术（PICC），护士在操作前需戴
   A.3层纱布口罩
   B.6层纱布口罩
   C.外科口罩
   D.防护面罩
   E.医用防护口罩

70.患者，男，44岁，商人。诊断为"原发性肝癌"，有20年的饮酒史。患者该行为的特点是
   A.有利性
   B.适宜性
   C.危害性
   D.违法性
   E.偶然性

71.关于肌内注射时皮肤消毒的叙述，**错误**的是
   A.消毒方法以注射或穿刺部位为中心，由内向外逐步涂擦
   B.肌内注射用无菌棉签浸润含有效碘5000mg/L的消毒液消毒1遍
   C.进针时手不可接触消毒部位皮肤
   D.无菌棉签应边消毒边旋转
   E.无菌棉签蘸有消毒液后前端必须保持向下

72.患者，女，60岁。因胃癌住院，术后使用头孢噻肟钠和甲硝唑预防感染。第5天出现发热39℃、腹痛、腹泻、大便培养有大量白色念珠菌生长。最可能的诊断是
   A.急性菌痢
   B.急性肠炎
   C.二重感染
   D.败血症
   E.菌群移位

73.医院护理部为提高全院护理服务质量，准备采用目标管理的方法提高护理人员的护理技术操作水平，关于目标的描述，最有效的是
   A.提高全体护理人员的护理技术操作水平
   B.提高全体护理人员的护理技术操作合格率
   C.一年内提高全体护理人员的护理技术操作合格率
   D.全体护理人员的护理技术操作合格率达90%以上
   E.一年内使全体护理人员的护理技术操作合格率达90%以上

74.某护士正在整理患者换下的衣服，应该将居住在Ⅳ类环境患者的衣服放入哪种颜色的包装袋中
   A.白色
   B.黑色
   C.无色
   D.黄色
   E.红色

75.患者，男，35岁。因糖尿病、高血压住院治疗。**不属于**病房教育内容的是
   A.高血压病的病因
   B.陪伴探视制度
   C.糖尿病的饮食要求
   D.高血压病治疗原则
   E.糖尿病并发症的防治措施

76.护士给某肺癌患者讲述手术前戒烟的目的和重要性，指导患者术前戒烟。其采用的健康教育模式是
   A.知信行模式
   B.健康信念模式
   C.行为转变模式
   D.健康促进模式
   E.自我调节模式

77.某医院各科室护士自发组成志愿者服务队，定期对社会人群进行健康宣教，普及疾病防治知识。该组织分型是
   A.正式组织
   B.非正式组织
   C.虚拟组织
   D.学习型组织
   E.公益性组织

78.护士在工作中感到，要不断学习才能适应和胜任护理工作，自我要求学习成长，在不影响临床工作的前提下宜选择的学习方式是
   A.脱产学习
   B.半脱产学习
   C.进修学习
   D.自学或在临床实践中培训
   E.加强考核训练

79.护士误将甲床的青霉素输给乙床，造成乙床患者因青霉素过敏死亡，该事件属于
   A.一级医疗事故
   B.二级医疗事故
   C.三级医疗事故
   D.四级医疗事故
   E.护理缺陷

80.患者，男，20岁，长期吸烟、酗酒，且有吸毒行为和性乱交行为。其危害健康行为的类型属于

A.日常危害健康行为与不良疾病行为

B.致病性行为模式与不良疾病行为

C.日常危害健康行为与违规行为

D.致病性行为模式与违规行为

E.不良疾病行为与违规行为

81.护士在给一位HBsAg阳性的患者抽血时不慎被针头刺伤手指。当时按照"针刺伤处理指南"处理了伤口。为预防感染，最应该给该护士注射的药物是

A.丙种球蛋白

B.免疫球蛋白

C.广谱抗生素

D.抗病毒血清

E.乙肝疫苗

82.护士护理细菌性痢疾患者后，对双手采取卫生手消毒，其目的是

A.去除污垢和碎屑

B.减少暂住菌

C.杀灭暂住菌

D.减少常住菌

E.消除常住菌

83.某糖尿病患者参加朋友聚餐时，注意避免进食过多高糖食物，该行为属于哪种适应形式

A.条件反射

B.自我控制

C.调试

D.顺应

E.应激

84.乳腺外科病房护士编制了一套乳腺癌根治术后功能训练康复操。在健康传播的过程中，以下**不能**作为该康复操的特点是

A.科学性

B.针对性

C.指导性

D.适用性

E.随意性

85.患者，男，50岁，因冠心病入院，当护士对其进行健康教育、劝其戒烟时，其否认吸烟对健康会产生影响，表示不想戒烟。影响该患者行为的因素是

A.倾向因素

B.促成因素

C.强化因素

D.环境因素

E.学习因素

86.两护士经常因为工作上的小事闹到护士长那里，护士长劝导双方大事讲原则，小事讲风格，求同存异。这

种处理冲突的方法是

A.协商

B.妥协

C.第三方仲裁

D.拖延

E.和平共处

87.患者，女，46岁。因直肠癌行直肠癌切除、结肠造口术，其住院期间的健康教育内容**不包括**

A.直肠癌的病因及发病机制

B.直肠癌的主要临床表现

C.直肠癌的治疗原则及方法

D.直肠癌术后复查要求

E.直肠癌术后常见的并发症

88.患者，男，42岁，十二指肠溃疡病患者。护士在讨论制定针对其健康教育与干预计划时，有护士提出消除病因、定时服药、学习溃疡病知识、饮食调节等是否可以作为优先项目。在确定优先项目时应遵循的原则是

A.针对性和重要性原则

B.针对性和结果性原则

C.时效性和准确性原则

D.重要性和有效性原则

E.三"W"和两个"H"

89.患者，男，65岁。股骨头坏死，择期行人造股骨头置换术，最恰当的做法是

A.将万古霉素作为常规预防用药

B.术前12h给予一次足量抗生素

C.手术时间超过4h可再次给予抗生素

D.维持抗生素血药浓度至手术切口关闭

E.手术前后均不必给予抗生素

90.患者，男，23岁。突发高热、反复腹泻、呕吐1天，诊断为霍乱入院。护士给患者的排泄物消毒时最好选用的消毒剂是

A.戊二醛

B.过氧乙酸

C.过氧化氢

D.含氯消毒剂

E.乙醇

二、以下提供若干组考题，每组考题共同使用在考题前列出A、B、C、D、E五个备选答案。请从中选择一个与考题最密切的答案，并在答题卡上将相应题号的相应字母所属的方框涂黑。每个备选答案可能被选择一次、多次或不被选择。

（91~93题共用备选答案）

A.传播者

B.受传者

C.信息

D.讯息

E.传播效果

91.受传者在知识、情感、态度、行为等方面的变化是

92.传播行为的引发者称为

93.人类社会传播的一切内容是

（94~95题共用备选答案）

A.形成评价

B.过程评价

C.效应评价

D.结局评价

E.总结评价

94.调查社区居民心脑血管健康教育干预活动覆盖率属于

95.调查社区居民艾滋病防治疾病相关知识知晓率属于

（96~97题共用备选答案）

A.封闭式提问

B.开放式提问

C.探索式提问

D.偏向式提问

E.复合式提问

96."您多大年纪了？"属于

97."你今天感觉好多了吗？"属于

（98~100题共用备选答案）

A.信息来源

B.编码

C.传递信息

D.解码

E.反馈

98.信息接收者将通道中加载的信息翻译成自己能够理解的形式，是

99.发出信息的人是

100.信息发送者将信息译成接收者能够理解的一系列符号，如语言、文字等，称为

# 答案与解析

| 1 | 2 | 3 | 4 | 5 | 6 | 7 | 8 | 9 | 10 |
|---|---|---|---|---|---|---|---|---|---|
| A | E | A | B | D | C | D | D | A | D |
| 11 | 12 | 13 | 14 | 15 | 16 | 17 | 18 | 19 | 20 |
| A | C | D | D | B | B | C | B | A | B |
| 21 | 22 | 23 | 24 | 25 | 26 | 27 | 28 | 29 | 30 |
| D | D | A | B | C | B | D | B | C | E |
| 31 | 32 | 33 | 34 | 35 | 36 | 37 | 38 | 39 | 40 |
| E | A | B | B | A | C | D | D | A | E |
| 41 | 42 | 43 | 44 | 45 | 46 | 47 | 48 | 49 | 50 |
| D | B | B | B | D | A | E | B | B | C |
| 51 | 52 | 53 | 54 | 55 | 56 | 57 | 58 | 59 | 60 |
| A | A | A | E | E | A | E | A | D | C |
| 61 | 62 | 63 | 64 | 65 | 66 | 67 | 68 | 69 | 70 |
| A | B | D | D | C | D | A | B | C | C |
| 71 | 72 | 73 | 74 | 75 | 76 | 77 | 78 | 79 | 80 |
| B | C | E | D | B | A | B | D | A | C |
| 81 | 82 | 83 | 84 | 85 | 86 | 87 | 88 | 89 | 90 |
| B | B | B | E | A | E | D | D | C | D |
| 91 | 92 | 93 | 94 | 95 | 96 | 97 | 98 | 99 | 100 |
| E | A | C | B | C | A | D | D | A | B |

1.解析：艾滋病主要通过血液、精液、阴道分泌物等传播，因此艾滋病应采取血液、体液隔离。

2.解析：管理的对象主要包括人、财、物、时间和信息。

3.解析："木曰曲直，火曰炎上，土爰稼穑，金曰从革，水曰润下"，是对五行特性的高度概括。"木曰曲直"，曲直是指树木的枝条具有生长、柔和，能屈又能伸的特性。

4.解析：PDCA管理循环是按照计划（plan）、执行（do）、检查（check）、处理（action）四个阶段来进行质量管理。D的含义是do，即执行。

5.解析：劝服是指针对教育对象存在的健康问题，说服其改变错误的健康态度、信念和行为，劝服是最有助于有效交流的技巧。

6.解析：0~3岁小儿的行为发展处于被动发展阶段，行为发展主要依靠遗传和本能的力量发展而成，如婴儿的吸吮、抓握、啼哭等行为。

7.解析：严格无菌技术操作是防止手术部位感染有效的对策。

8.解析：行为诊断的主要目的是确定导致目标人群疾病或健康问题发生的行为危险因素，其主要任务包括三个方面：①区别引起疾病或健康问题的行为与非行为因素；②区别重要行为与相对不重要行为；③区别高可变性行为与低可变性行为。

9.解析：内镜需高水平消毒，可选用2%戊二醛浸泡法，或邻苯二甲醛、AED内镜消毒剂等。

10.解析：氯己定为低水平消毒剂，达不到灭菌的效果。

11.解析：根据《医疗机构专业技术人员岗位结构比例原则》，医院高级、中级、初级员工的比例：一级医院为1：2：（8~9）；二级医院为1：3：8；三级医院为1：3：6.

12.解析：当讨论出现沉默不语时，主持人通过播放短小录像片、提出开放式问题，或以个别提问、点名等方式打破僵局。

13.解析：乙型、丙型和丁型肝炎均通过血液途径传播。

14.解析：随诊教育是指在诊疗过程中，医护人员根据病情对患者进行口头教育和指导。

15.解析：人类行为因遗传因素、环境、学习经历的不同而千差万别，丰富多彩，表现出较大差异性。因此，健康教育的措施必须因人而异、因势利导。

16.解析：小组讨论人数一般以6~10人为宜，讨论时间一般控制在1小时左右。

17.解析：护理哲理是组织的最高层次文化，主导、制约着护理文化其他内容的发展方向。

18.解析：患者长期卧床休息，不利于痰液的排出，可导致下呼吸道感染。

19.解析：科学管理理论的创始人是泰勒，被公认为"科学管理之父"。

20.解析：人力资源管理的内容人员选拔、人员培训、人员聘用和人员考评。

21.解析：谈话过程中应避免使用诱导式提问。

22.解析：管理过程五大职能，分别是计划、组织、人员管理、领导、控制。

23.解析：文字传播包括报纸、杂志、书籍、传单等。

24.解析：在人体的皮肤、黏膜与外界相通的各种腔道，存在大量的常居菌（正常菌群）和暂居菌（过路菌）。正常菌群绝大部分是厌氧菌。

25.解析：管理者通过分析影响因素及个体优化组合后达到理想的整体效益，体现了协调时遵循的整体优化原则。

26.解析：健康教育不仅注重知识的传递，更加注重受教育者行为的改变。

27.解析：制定计划时要遵循弹性原则，即制订计划要留有一定调节余地，以预防及减少不确定因素的影响。

28.解析：建立标准时，标准应明确，即建立标准时，应明确标准的类型、标准的水平，是否具备实行标准的条件等。

29.解析：制定计划的首要步骤是评估形势。首先将系统看作整体，通过社会调查获取相关信息资料，进行评估分析。

30.解析：严格掌握药物使用的适应证，是医生的职责范围。

31.解析：追求卓越性不属于有效控制的特征。

32.解析：质量有广泛和狭义之分。狭义质量是指产品质量，广义除指产品质量外，还包括过程质量和工作质量。医疗护理服务质量包含技术服务质量和社会服务质量。

33.解析：ABC时间管理的第一个步骤是列出目标，即每日工作前列出"日工作清单"。

34.解析：严格执行消毒、隔离技术是控制医院感染最简单有效的方法。

35.解析：耐甲氧西林金黄色葡萄球菌主要是通过污染的手导致人与人之间的传播。

36.解析：过氧化氢、过氧乙酸、甲醛和戊二醛均属于高效消毒剂。

37.解析：健康信息应具有科学、易懂，具有针对性和指导性等特征。

38.解析：戊二醛的灭菌方法是将洗净干燥的器械和物品放入盛有2%的碱性戊二醛有盖容器中，完全浸没，温度20~25℃，灭菌10小时。

39.解析：皮肤、黏膜开放性伤口，虽无炎症表现，但存在细菌定植，提示已处于感染的潜伏期，故不属于医院感染。

40.解析：预防性抗生素的用药时间一般不超过24小时。

41.解析：目标管理第二阶段的工作是执行阶段，主要是护理人员自我检查、自我控制及自我管理。

42.解析：医院健康教育可提高患者依从性，有助于心理治疗、消除致病因素、密切医患关系、降低医疗成本。

43.解析：任职10年的护士长的影响力较刚上任的护士长更大，体现了年资高对权力影响力的作用。

44.解析：充分授权法是管理者将完成任务所必需的组织资源交给下属，并准许自行决定行动方案的授权方式。

45.解析：医院Ⅱ类区域的空气卫生学标准为未检出金黄色球菌和溶血性链球菌，细菌总数≤200CFU/m³。

46.解析：医院感染的高危人群是老年人、早产儿和新生儿、ICU患者及使用免疫抑制剂者等。

47.解析：炭疽杆菌繁殖体在日光下12小时死亡，加热到75℃时1分钟死亡。

48.解析：在计划的步骤中，"发展可选方案"之后的步骤是比较各种方案。

49.解析：一般情况下，从最高领导到基层领导合适的组织层数是2~4层。

50.解析：医院感染目标监测的最佳方法是专职人员到病室前瞻性调查。

51.解析：头脑风暴法是为了克服障碍，产生创造性方案的一种方法。原则是鼓励一切有创见的思想，禁止任何批评。

52.解析：可使用重复测量减少偶然因素对评价效果的影响。

53.解析：时间因素是指在健康教育计划的执行和评价过程中发生的重大的、可能对目标人群产生影响的事件，如与健康相关的公共政策的颁布、重大生活条件的改变、自然灾害或社会灾害等。

54.解析：文化性是组织文化区别于组织其他内容的根本点，也是最明显、最重要的特征之一。

55.解析：感染性疾病患者的标本应灭菌处理后再丢弃。

56.解析：护理人员数量与结构设置首先必须考虑的是病房内患者的数量、护理等级等，即必须首先满足患者护理需要。

57.解析：流行性出血热主要病原体为汉坦病毒。人群普遍易感，动物感染后一般不发病。出血热具有多宿主性，在我国主要传染源有黑线姬鼠和褐家鼠。出血热经鼠咬或革螨、恙螨、蚤、蚊叮咬传播，也可垂直传播，还可以由感染动物的排泄物（尿、粪），分泌物（唾液）和血污染空气、尘埃、食物和水后再经呼吸道、消化道、伤口接触感染人。

58.解析：沟通的要素包括信息源、编码、传递信息、解码和反馈五个要素。

59.解析：梅毒的病原体为苍白螺旋体。

60.解析：根据"知信行模式"，信念是行为产生和改变的动力和关键。

61.解析：医院感染暴发中流行病学处理的基本步骤，前三步是证实是否有流行或暴发，提出初步假设，确定调查目标，进行现场调查（病例感染源感染途径采集标本及其他资料），可概括为证实流行或暴发→查找感染源→查找引起感染的因素。

62.解析：医院感染罹患率是指处于危险人群中新发生医院感染的频率，其分母是暴露在危险因素中的患者人数，分子是同一危险因素引起医院感染新发病例数，用于短时间和小范围内感染的暴发流行情况，观察时间是日、周或月。

63.解析：呼吸道隔离必须戴口罩，并无要求必须穿隔离衣、戴手套。

64.解析：主持会议应把握4个要点：紧扣议题、激发思维、引导合作和恪守时间。

65.解析：激励机制的核心是满足员工的需要。

66.解析：某医院为了调查护理质量，请出院患者进行评价，属于服务对象评价。

67.解析：口头传播包括演讲、报告、座谈、咨询等形式。

68.解析：使用抗菌药物治疗过程中要注意保护患者的定植抵抗力，尽可能避免使用广谱抗生素，防止宿主自身菌群失调，造成外来菌定植及耐药菌株生长。

69.解析：肿瘤科护士做PICC穿刺时，应戴外科口罩。

70.解析：长期饮酒属于危害健康的行为。

71.解析：肌内注射时，穿刺部位用浸有碘伏消毒液原液的无菌棉球局部擦拭2遍，作用时间遵循产品的使用说明。

72.解析：三度失调是指原正常菌群大部分被抑制，只有少量菌种占决定性优势。三度失调主要是因为长期使用大剂量抗生素，正常菌群的三度失调称菌群交替症或二重感染。

73.解析：目标的制定应包括可测量的指标、达成目标的期限，一年内使全体护理人员的护理技术操作合格率达90%以上包含了可测量的指标、达成目标的期限。

74.解析：Ⅳ类环境的消毒方法：需送出病区处理的物品应分类置于黄色污染袋内。

75.解析：陪伴探视制度属于入院教育范畴，其余均属于病房教育。

76.解析：护士给某肺癌患者讲述手术前戒烟的目的和重要性，增加患者术前戒烟的知识，运用的是知信行模式。

77.解析：非正式组织是组织成员在情感相投的基础上，有共同的兴趣爱好而形成的小群体。某医院各科室护士自发组成志愿者服务队即为非正式组织。

78.解析：临床护士既要满足临床工作，又想要学习成长，自学或在临床实践中培训为最理想的培训方式。

79.解析：一级医疗事故是指造成患者死亡、重度残疾的事故。护士误将甲床的青霉素输给乙床，造成乙床患者因青霉素过敏死亡，即为一级医疗事故。

80.解析：吸烟酗酒为日常危害健康行为，吸毒、性乱交为违规行为。

81.解析：某护士在给一位HBsAg阳性的患者抽血时不慎被针头刺伤手指，为预防感染，应给该护士注射高效价免疫球蛋白。

82.解析：护理细菌性痢疾患者后消毒手，可减少暂住菌。

83.解析：自我控制是指当某种行为导致正负两方面的结果时，个体常常对自己的部分行为进行控制，以达到社会适应。糖尿病患者参加朋友聚餐时，注意避免进食过多高糖食物，该行为属于自我控制。

84.解析：健康行为（康复操）应具有科学性、针对性、指导性和适用性。

85.解析：倾向因素是指产生某种行为的动机愿望，或是诱发某行为的因素，指人的知识、信念、态度和价值观。该患者缺乏吸烟危害方面的健康知识，故影响该患者行为的因素是倾向因素。

86.解析：和平共处是指冲突各方求同存异，和平共处，避免把意见分歧公开化。这样做可避免冲突的激化。对于一些无原则的纠纷，领导者可劝双方大事讲原则、小事讲风格。

87.解析：直肠癌术后复查要求属于出院教育的内容。

88.解析：在确定优先项目时应遵循重要性和有效性原则。

89.解析：一般在术前0.5~1小时通过静脉途径给予一次足量抗菌药物，应使手术开始时组织和血清内达到药物杀菌浓度，并在整个手术过程中维持组织和血清内的治疗性水平，手术时间超过4小时可再次给予抗生素。

90.解析：传染病患者的排泄物应使用含氯消毒剂消毒后再倾倒。

91.解析：传播效果是指受传者接受信息后，在知识、情感、态度、行为等方面发生的变化。

92.解析：传播者是指在传播过程中信息的主动发出者，是传播行为的引发者。

93.解析：信息泛指人类社会传播的一切内容。

94.解析：过程评价起始于健康教育计划实施开始之时，贯穿于计划执行的全过程。社区居民心脑血管健康教育干预活动覆盖率即属于过程评价。

95.解析：效应评价是对目标人群因健康教育项目所导致的相关行为及影响因素的变化进行评价，如知识态度和行为的改变。社区居民艾滋病防治疾病相关知识知晓率即属于效应评价。

96.解析：封闭式提问的特点是问题较具体，用简短确切语言即可做出回答。"您多大年纪了？"属于封闭式提问。

97.解析：偏向式提问的问题中隐含了提问者的观点，以暗示对方做出提问者想要的回答。"你今天感觉好多了吗？"属于偏向式提问。

98.解析：解码是指接收者将通道中加载的信息翻译成他能理解的形式。

99.解析：信息来源是指发出信息的人。

100.解析：编码是指发送者将信息译成接收者能理解的一系列符号，如语言、文字、图标、照片、手势等。

# 2025

## 护理学（中级）

## 单科 一次过

### 全真模拟试卷与解析
### ——相关专业知识

全真模拟试卷（三）

全国卫生专业技术资格考试研究专家组　编写

中国健康传媒集团

中国医药科技出版社

# 内 容 提 要

本书根据最新考试大纲要求，通过分析历年考试真题，并在研究命题规律的基础上精心编写而成。供考生进行模拟自测，梳理对知识点的掌握程度，顺利通关考试。本套试卷分为试题和答案及解析两大部分，以便学生自测后核对答案。试卷中题型、题量及题目难易程度与考试真题保持高度一致，考生根据自己未通过的科目选择相应的试卷即可。

图书在版编目（CIP）数据

2025护理学（中级）单科一次过全真模拟试卷与解析.
相关专业知识 / 全国卫生专业技术资格考试研究专家组
编写. -- 北京：中国医药科技出版社，2024.9.（2025.3重印）
（护考应急包）. -- ISBN 978-7-5214-4786-6

I. R47-44

中国国家版本馆CIP数据核字第2024M9J853号

美术编辑　陈君杞
版式设计　南博文化

出版　**中国健康传媒集团** | 中国医药科技出版社
地址　北京市海淀区文慧园北路甲22号
邮编　100082
电话　发行：010-62227427　邮购：010-62236938
网址　www.cmstp.com
规格　889×1194mm $\frac{1}{16}$
印张　6
字数　222千字
版次　2024年9月第1版
印次　2025年3月第3次印刷
印刷　北京金康利印刷有限公司
经销　全国各地新华书店
书号　ISBN 978-7-5214-4786-6
定价　**25.00元**

获取新书信息、投稿、为图书纠错，请扫码联系我们。

# 试题部分

一、以下每一道题下面A、B、C、D、E五个备选答案，请从中选择一个最佳答案，并在答题卡上将相应字母所属的方框涂黑。

1.护理人员每年参加继续教育的最低学分是
A.25分
B.30分
C.35分
D.40分
E.45分

2.对碘伏消毒作用的叙述，**不正确**的是
A.适用于皮肤消毒
B.可用于会阴护理
C.属于低效消毒剂
D.不用于金属器械消毒
E.可用于手术部位皮肤消毒

3.某护士在职业生涯规划中列出三年内完成护理本科自学考试，获得本科学历，此计划属于的形式是
A.宗旨
B.任务
C.目标
D.策略
E.规划

4.关于对锐器的处理措施，**错误**的叙述是
A.使用后针头不回套针帽
B.不徒手去除针头
C.用后的针头及锐器置于双层黄色的污物袋中
D.用后的针头及锐器置于锐器盒内
E.锐器盒不可过满，应及时更换

5.小组讨论需要拟定的讨论提纲**不包括**
A.讨论目的
B.讨论问题
C.讨论形式
D.讨论内容
E.预期目标

6.医院感染暴发流行时，**不正确**的处理措施是
A.先将发病患者转移到安全区
B.先将健康患者转移到安全区
C.分组护理
D.单元隔离
E.进行流行病学调查

7.0~3岁小儿的行为发展处于
A.自由发展阶段
B.自主发展阶段
C.被动发展阶段
D.主动发展阶段
E.巩固发展阶段

8.中医理论中，被称为"先天之本"的是
A.肝
B.肺
C.脾
D.胰
E.肾

9.按照规定拥有1000张病床医院的院感发生率应低于
A.7%
B.8%
C.9%
D.10%
E.15%

10.选择健康传播途径的原则**不包括**
A.准确性
B.经济性
C.针对性
D.速度快
E.易懂性

11.在健康教育计划与干预阶段，确定优先项目时应遵循的原则是
A.重要性和有效性原则
B.科学性和经济性原则
C.灵活性与效益性原则
D.适用性与抛弃性原则
E.针对性与指导性原则

12.关于组织以外小群体的传播活动，正确的叙述是
A.称为亲身传播
B.是共享信息的最基本传播形式
C.称为群体传播
D.是大众传播的一种形式
E.是建立人际关系的基础

13.当出现医院感染散发病例时，经治医生填表报告医院

1

感染管理科的时间是

A. 12h内

B. 24h内

C. 48h内

D. 1周内

E. 1个月内

14. 人类最基本的行为**不包括**

A. 模仿行为

B. 摄食行为

C. 性行为

D. 躲避行为

E. 睡眠行为

15. 关于洗手和手消毒的指征叙述，**错误**的是

A. 直接接触患者前后

B. 从同一患者身体的清洁部位移动到污染部位

C. 接触患者的分泌物、体液、排泄物之后

D. 接触清洁物品之前

E. 穿隔离衣、戴手套之前

16. 由于医务人员违反法律、法规、规章、制度，过失造成患者死亡的医疗事故属于

A. 一级医疗事故

B. 二级医疗事故

C. 三级医疗事故

D. 四级医疗事故

E. 护理缺陷

17. 人类行为的适应形式**不包括**

A. 投射

B. 自我控制

C. 调试

D. 环境控制

E. 应对和应激

18. 进行化学消毒时，正确的防护措施是

A. 降低消毒液配制浓度

B. 缩短化学消毒时间

C. 注意环境通风及戴手套

D. 严禁加盖，以利于消毒液挥发

E. 减少单次消毒物品量

19. 在围手术期，预防性抗生素的合理使用时间是

A. 入住外科病房后

B. 手术前3d

C. 手术前24h

D. 麻醉诱导期，即术前0.5~1h

E. 手术结束后1周内

20. 在确定优先健康教育项目时，优先考虑对人群健康威

胁严重、对经济社会发展影响较大的问题，遵循的是

A. 有效性原则

B. 重要性原则

C. 合理性原则

D. 先进性原则

E. 整体性原则

21. 当健康教育者想进一步深入了解教育对象拒绝戒烟的原因时，常采用的提问方式是

A. 封闭式提问

B. 开放式提问

C. 探索式提问

D. 偏向式提问

E. 复合式提问

22. 在PDCA循环中，按照拟定的质量计划、目标、措施及分工要求付诸行动的阶段称为

A. 计划阶段

B. 执行阶段

C. 检查阶段

D. 反馈阶段

E. 提高阶段

23. 护理质量管理中，属于前馈控制指标的是

A. 急救物品完好率

B. 差错事故发生率

C. 基础护理合格率

D. 压疮发生率

E. 院内感染率

24. 传播的分类**不包括**

A. 自我传播

B. 组织传播

C. 大众传播

D. 群体传播

E. 社团传播

25. 护理质量管理标准化的表现形式**不包括**

A. 创新化

B. 统一化

C. 规格化

D. 规范化

E. 系列化

26. 首次提出科学管理概念，被公认为"科学管理之父"的是

A. 韦伯

B. 法约尔

C. 泰勒

D. 梅奥

E.麦格雷戈

27.在健康传播中，受者对健康信息的接受、理解、记忆具有
A.选择性
B.被动性
C.强制性
D.顺从性
E.被迫性

28.计划的第一个步骤是
A.发展可选方案
B.选定方案
C.评估形势
D.确定目标
E.编制预算

29.实行"集中政策，分散经营"的组织结构类型是
A.直线型组织结构
B.职能型组织结构
C.直线–参谋型组织结构
D.分部制组织结构
E.委员会

30.在协调的基本要求中，协调成功与否的一个检验标准是能否
A.及时协调与连续协调相结合
B.调动当事者的积极性
C.从根本上解决问题
D.公平合理
E.相互尊重

31.在门诊健康教育中，以医嘱的形式对患者的行为和生活方式给予指导，称之为
A.候诊教育
B.随诊教育
C.咨询教育
D.健康教育处方
E.疾病防治教育

32.常用的质量评价统计方法**不包括**
A.分层法
B.德尔菲法
C.调查表法
D.排列图法
E.因果分析图法

33.易导致泌尿系统感染的操作是
A.尽量采用一次性的密闭式集尿系统
B.进行导尿操作时，必须执行无菌操作
C.每周应至少进行膀胱冲洗一次

D.留置尿管应固定牢固
E.对留置尿管的患者每日进行会阴部护理

34.提问的问题比较笼统，旨在诱发对方说出自己的感觉、认识、态度和想法，适用于了解对方真实的想法。此种提问是
A.开放式提问
B.封闭式提问
C.探索式提问
D.复合式提问
E.偏向式提问

35.根据《医疗机构专业技术人员岗位结构比例原则》，二级医院高级、中级、初级员工的比例应为
A.1：2：8
B.1：3：4
C.1：3：6
D.1：3：8
E.1：4：8

36.某医院护理部组织制定了护士行为规范以激发员工的积极性和自觉性。该医院护理部加强建设了组织文化层次中的
A.物质层
B.行为层
C.制度层
D.隐性层
E.精神层

37.某医院通过培训提高了该院护士的职业素质，这体现了
A.人力资源的流动性
B.人力资源的可塑性
C.人力资源的组合性
D.人力资源的消耗性
E.人力资源的主观能动性

38.关于抗感染药物的应用方法，正确的叙述是
A.选择有针对性的一种抗生素治疗顽固性感染
B.将药敏试验作为常规抗生素选药依据
C.长期应用抗生素者，应长期联合服用制霉菌素以防止真菌二重感染
D.大环内酯类药物采用间歇给药方法
E.氨基糖苷类抗生素可与β–内酰胺类药物同瓶滴注

39.狭义的质量指的是
A.产品质量
B.过程质量
C.工作质量
D.个别质量
E.总体质量

40.沟通的过程**不包括**
A.编码
B.传递信息
C.接收
D.解码
E.反馈

41.医院感染中，组成感染链的要素包括
A.传播途径、易感人群
B.感染源、传播途径
C.感染源、易感人群
D.感染源、传播途径、易感人群
E.病原携带者、易感人群、传播途径、感染源

42.梅毒病原体易灭活的环境是
A.干燥环境
B.37℃环境
C.缺氧环境
D.寒冷环境
E.潮湿环境

43.幼儿对微生物易感性高的主要原因是
A.细菌容易发生定植与移位
B.免疫系统发育不成熟
C.正常菌群容易失调
D.自我保护能力低
E.缺乏生物屏障

44.护理人员边工作边接受临床老师指导、教育的学习过程，这种情况属于培训中的
A.脱产培训
B.半脱产培训
C.在职培训
D.业余学习
E.自学高考

45.某些研究表明，人们的沟通至少2/3是通过
A.书面沟通
B.口头沟通
C.非语言沟通
D.正式沟通
E.平行沟通

46.在制定谈话计划中，首先应确立的问题是
A.谈话的时间
B.谈话的地点
C.谈话的主题
D.谈话的态度
E.谈话的方式

47.ABC时间管理法的核心是

A.抓住主要问题
B.增加灵活性
C.激励员工的进取心
D.评价结果
E.充分发挥管理者的能力

48.危害健康行为的类型**不包含**
A.日常危害健康行为
B.有害环境行为
C.不良疾病行为
D.违规行为
E.致病性行为模式

49.关于流行性出血热的叙述，**错误**的是
A.人普遍易感
B.动物感染后一般不发病
C.病人易成为主要传染源
D.是一种自然疫源性疾病
E.具有多宿主性

50.关于管理职能的叙述，正确的是
A.评估、计划、指导、领导、控制
B.计划、指导、人员管理、领导、控制
C.评估、计划、组织、领导、控制
D.计划、组织、人员管理、领导、控制
E.计划、组织、人员管理、评估、控制

51.普通病房治疗室空气培养细菌菌落总数的卫生学标准为
A.≤10CFU/m³
B.≤50CFU/m³
C.≤100CFU/m³
D.≤200CFU/m³
E.≤500CFU/m³

52.目标管理法最大的缺点是
A.需要的时间短
B.不能很好地激励员工
C.需要投入更多的物质激励
D.对员工绩效评估的公开性和透明性差
E.过分强调数量或短期目标而忽视质量或长期目标

53.群体交流时，小组讨论的适宜人数一般为
A.2~5人
B.6~10人
C.10~15人
D.15~20人
E.20人以上

54.受下列微生物污染的物品，**不需要**选用高水平消毒法的是
A.细菌芽孢

B.亲脂病毒

C.真菌孢子

D.分枝杆菌

E.肝炎病毒

55.以各项护理工作为中心的护理方式称为

A.个案护理

B.小组护理

C.责任制护理

D.综合护理

E.功能制护理

56.关于原位菌群失调的叙述，正确的是

A.一度失调可通过细菌定量检查得到反映

B.二度失调去除失调因素后，正常菌群可自然恢复

C.二度失调的原因常为广谱抗生素药物的大量使用

D.三度失调又称为比例失调

E.三度失调是某部位正常菌群结构与数量的暂时变动

57.对护理人员严格实行准入制度，杜绝无资质人员上岗，按照控制点位于整个活动过程中的位置，这一控制措施属于

A.矫正性控制

B.预先控制

C.内部控制

D.过程控制

E.事后控制

58.健康教育的最终目的是

A.促进人民建立健康的行为和生活方式

B.消除或减少影响健康的危险因素

C.预防疾病，促进健康，提高生活质量

D.改善人们的健康相关行为

E.传播健康信息

59.常用于健康教育形成评价和过程评价的方法是

A.专家咨询

B.现场观察

C.目标人群调查

D.查阅档案资料

E.专家小组讨论

60.关于人际传播的技巧，正确的叙述是

A.需要对某一问题进行深入了解时，通常选择开放式提问

B.偏向式提问的问题中常隐含提问者的观点

C.应避免使用诱导式提问

D.尽量避免使用否定性反馈

E.仪表形象不属于非语言性传播技巧

61.通过讨论冲突的得失，开诚布公地与双方加以沟通和讨论，使双方了解冲突所带来的后果，帮助他们改变思想和行为。该处理冲突的方法是

A.协商

B.妥协

C.推延

D.压制

E.教育

62.关于团体决策的方法，不正确的叙述是

A.德尔菲法

B.名义集体决策法

C.记录统计法

D.电子会议法

E.头脑风暴法

63.传播者依据受者的生理、心理和社会方面的具体情况选择适宜的传播途径，体现了传播者选择传播途径的哪项原则

A.针对性原则

B.有效性原则

C.适宜性原则

D.分析性原则

E.个体性原则

64.卫生宣教往往是指

A.卫生知识的立体传播

B.卫生知识的多向传播

C.卫生知识的三维传播

D.卫生知识的双向传播

E.卫生知识的单项传播

65.人体正常菌群的生理作用**不包括**

A.营养作用

B.稳定作用

C.免疫调节作用

D.生物屏障作用

E.定植抵抗力作用

66.某产妇计划剖宫产，青霉素过敏试验阳性，该产妇可以选择预防应用的抗生素是

A.阿莫西林

B.克林霉素

C.复方阿莫西林

D.头孢哌酮舒巴坦

E.甲硝唑

67.对于无明显潜伏期的疾病，判断医院感染的原则是

A.入院8小时后发生的感染

B.入院16小时后发生的感染

C.入院24小时后发生的感染

D.入院32小时后发生的感染

E.入院48小时后发生的感染

**68.关于双因素理论的叙述，正确的是**
A.保健因素是外在因素，与人们的满意情绪有关
B.激励因素与工作本身或工作内容有关
C.激励因素是内在因素，与人们的不满情绪有关
D.激励因素与工作环境或工作关系有关
E.保健因素不仅能保持人的积极性，也能对人们起到激励作用

**69.普通手术器械首选的灭菌方法是**
A.电离辐射灭菌
B.压力蒸汽灭菌法
C.环氧乙烷灭菌法
D.干热灭菌法
E.湿热灭菌法

**70.马斯洛提出的需要层次论中的最高层次的需要是指**
A.生理需要
B.爱与归属的需要
C.尊重需要
D.自我实现的需要
E.安全的需要

**71.进行肌内注射时，关于皮肤消毒的叙述，错误的是**
A.消毒方法以注射或穿刺部位为中心，由内向外逐步涂擦
B.用无菌棉签浸润含有效碘5000mg/L的消毒液消毒1遍
C.进针时手不可接触消毒部位皮肤
D.无菌棉签应边消毒边旋转
E.无菌棉签蘸有消毒液后前段必须保持向下

**72.为肺结核患者吸痰时，应佩戴的口罩是**
A.纱布口罩
B.外科口罩
C.防护面罩
D.普通医用口罩
E.医用防护口罩

**73.护士不按时巡视病房，患者病情变化未能及时发现，延误抢救，该护士行为属于**
A.违反护理规范、常规
B.执行医嘱不当
C.工作不认真，缺乏责任感
D.护理管理不善造成的缺陷
E.法律责任意识不强

**74.某护士长平时在工作时喜欢自己决定一切，不善于听取其他护士的意见，这种领导作风属于**
A.民主型
B.专权型

C.自由型
D.参与型
E.放任型

**75.某护士随疾病控制中心工作人员到炭疽疫源地参与消毒和灭鼠等工作，工作结束后，对其医学观察期最少是**
A.5天
B.8天
C.10天
D.12天
E.18天

**76.护士处理被开放性肺结核患者口鼻分泌物污染的不锈钢容器时，按照最低标准应该选择的是**
A.低效消毒剂
B.中效消毒剂
C.高效消毒剂
D.灭菌剂
E.干燥剂

**77.某护士要进入水痘患儿的隔离病房进行护理，该护士在进入病房前应穿（佩）戴的防护装备是**
A.防护服
B.纱布口罩
C.防护面罩
D.外科口罩
E.医用防护口罩

**78.某医院护理部根据医院分级管理评审标准要求，全年设立了12项标准值，并将此目标分解到科、区和个人，签订责任书并形成合同，年终12项目标值均达到或超额完成。这种管理方法是**
A.目标管理法
B.组织文化法
C.组织变革法
D.目标激励法
E.目标控制法

**79.患者，男，37岁。以"原发性肝癌"收入院。护士进行评估时发现患有乙肝病史10年，饮酒史8年。护士所进行的这些工作属于**
A.健康教育的过程评价
B.健康教育的形成评价
C.健康教育的效应评价
D.健康教育的结局评价
E.健康教育的总结评价

**80.为了保障公民的身体健康，维护公民利益，政府规定在公共场所禁止吸烟，此项规定属于**
A.服务干预

6

B.政策干预

C.人际干预

D.环境干预

E.信息干预

81.医院感染管理中，泌尿道感染的主要致病病原体是

A.表皮葡萄球菌

B.不动杆菌

C.大肠埃希菌

D.支原体

E.衣原体

82.某护士用紫外线对病房进行消毒，发现灯管灰尘较多，用酒精擦拭后打开紫外线灯，此时室内温度18℃，湿度50%，照射30分钟后（开灯7分钟后计时）关灯。该操作的判断是

A.错误，照射时间不够

B.正确

C.错误，计时方法不对

D.错误，照射前不能擦拭灯管

E.错误，不能用酒精擦拭灯管

83.患者，女，46岁。因直肠癌行直肠癌切除、结肠造口术，其住院期间的健康教育内容**不包括**

A.直肠癌的病因及发病机制

B.直肠癌的主要临床表现

C.直肠癌的治疗原则及方法

D.直肠癌术后复查要求

E.直肠癌术后常见的并发症

84.班里决定组织春游，同学们提出了几个出游的目的地，但是各有利弊，例如有的太远，有的费用太高等。班长经过对多个目的地的利弊权衡，选定了一个既不太远，费用又不太高的目的地。从计划的步骤来看，班长目前刚刚完成了

A.比较各种方案

B.发展可选方案

C.评估形式

D.确定目标

E.选定方案

85.护士与患者交谈时，患者问及护士的私生活，护士不好意思地随口道："哦。"这属于反馈技巧的

A.模糊性反馈

B.肯定性反馈

C.语言性反馈

D.否定性反馈

E.错误性反馈

86.某医院计划发展社区护理服务项目，需要对计划的前提条件进行评估分析。属于医院外部前提条件的是

A.可提供社区服务的护理人员

B.医院医疗设备情况

C.医院可提供社区服务中心的场所

D.医院所处社区人口的数量

E.医院建立社区服务中心的经费

87.某病区护士甲和护士乙又一次因为工作上的事情发生了争执，刚好护士长在旁边，护士长巧妙而幽默地化解了两人的矛盾，该护士长采用的是有效沟通方法中的

A.创造良好的沟通环境

B.学会有效地聆听

C.强化沟通能力

D."任性"沟通

E.重视沟通细节的处理

88.某三级甲等综合医院有床位3500张，病区65个。科护士长3名，每位科护士长分管20余个病区，因此每人都感到身心疲惫，力不从心，该院在组织设计中忽略了

A.目标统一原则

B.分工协作原则

C.有效管理幅度原则

D.最少层次原则

E.集权与分权原则

89.患者，男，59岁。因脑出血术后呼吸功能不全给予机械通气，为预防呼吸机相关肺炎的发生，**不正确**的预防措施是

A.在病情允许的情况下，抬高床头30°~40°

B.按照要求进行口腔护理

C.呼吸机螺纹管每天常规更换

D.持续或间断吸引声门下分泌物

E.呼吸机湿化器使用无菌水，每天更换

二、以下提供若干组考题，每组考题共同使用在考题前列出的A、B、C、D、E五个备选答案。请从中选择一个与考题关系最密切的答案，并在答题卡上将相应题号的相应字母所属的方框涂黑。每个备选答案可能被选择一次、多次或不被选择。

（90~91题共用备选答案）

A.过氧化氢

B.过氧乙酸

C.戊二醛

D.氯己定

E.乙醇

90.能达到中水平消毒效果的消毒剂是

91.能达到低水平消毒效果的消毒剂是

（92~93题共用备选答案）

A.炭疽杆菌

7

B.结核分枝杆菌

C.乙型肝炎病毒

D.人类免疫缺陷病毒

E.甲型肝炎病毒

92.必须使用高效消毒剂的病原体是

93.对低效消毒剂都敏感的病原体是

（94~95题共用备选答案）

A.对疾病严重性的认识

B.对疾病易感性的认识

C.对行为有效性的认识

D.对自身采取或放弃某种行为能力的自信

E.对采取或放弃某种行为障碍的认知

94.在健康信念模式中，人们对采取或放弃某种行为后能否有效降低患病危险性或减轻疾病后果的判断，属于

95.在健康信念模式中，个体对罹患某种疾病可能性的认识，属于

（96~98题共用备选答案）

A.日常健康行为

B.避开有害环境行为

C.戒除不良嗜好行为

D.预警行为

E.保健行为

96.驾车使用安全带属于

97.合理营养属于

98.积极应对紧张生活事件属于

（99~100题共用备选答案）

A.做好病室及床单位的环境清洁

B.合理使用抗菌药物

C.操作前后要洗手

D.口服微生态制剂

E.做好医疗用品的消毒灭菌

99.患者，男，65岁，冠脉搭桥手术后出现咳嗽、咳痰、发热，听诊肺部有湿啰音，X线显示肺部有炎性改变，痰培养细菌数≥10CFU/ml。该患者的预防感染措施<u>不包括</u>

100.患儿，女，10岁。颅内血肿切除术后10天，出现发热，伤口愈合不好，有脑脊液外渗，脑脊液培养细菌阳性，该患儿的预防感染措施<u>不包括</u>

# 答案与解析

| 1 | 2 | 3 | 4 | 5 | 6 | 7 | 8 | 9 | 10 |
|---|---|---|---|---|---|---|---|---|----|
| A | C | C | C | C | A | C | E | D | E |
| 11 | 12 | 13 | 14 | 15 | 16 | 17 | 18 | 19 | 20 |
| A | C | B | A | B | A | A | C | D | B |
| 21 | 22 | 23 | 24 | 25 | 26 | 27 | 28 | 29 | 30 |
| C | B | A | E | A | C | A | C | D | C |
| 31 | 32 | 33 | 34 | 35 | 36 | 37 | 38 | 39 | 40 |
| D | B | C | A | D | E | B | B | A | C |
| 41 | 42 | 43 | 44 | 45 | 46 | 47 | 48 | 49 | 50 |
| D | A | B | C | C | C | A | B | C | D |
| 51 | 52 | 53 | 54 | 55 | 56 | 57 | 58 | 59 | 60 |
| E | E | B | B | E | A | B | C | D | B |
| 61 | 62 | 63 | 64 | 65 | 66 | 67 | 68 | 69 | 70 |
| E | C | A | E | B | D | E | B | B | D |
| 71 | 72 | 73 | 74 | 75 | 76 | 77 | 78 | 79 | 80 |
| B | E | A | B | B | C | E | A | B | B |
| 81 | 82 | 83 | 84 | 85 | 86 | 87 | 88 | 89 | 90 |
| C | B | D | E | A | D | A | C | C | E |
| 91 | 92 | 93 | 94 | 95 | 96 | 97 | 98 | 99 | 100 |
| D | A | E | C | B | D | A | B | D | D |

1.解析：继续护理学教育实行学分制，护理技术人员每年参加继续护理学教育的最低学分为25学分。

2.解析：碘伏可杀灭细菌、真菌、病毒，是高效消毒剂，可用于皮肤创伤、注射部位及口腔、妇科等黏膜消毒，碘伏对金属有腐蚀性，不可用于金属器械的消毒。

3.解析：目标是在任务的指导下，整个组织要达到的最终的可测量的具体成果。该护士计划三年获得本科学历，即属于计划中的目标。

4.解析：用后的针头及锐器应置于锐器盒内，而不是置于双层黄色的污物袋中。

5.解析：小组讨论前应首先拟定讨论提纲。讨论提纲包括讨论目的、讨论的问题、内容及预期达到的目标。

6.解析：医院感染暴发流行时，应隔离传染源、切断传播途径、保护未感染人群、调查暴发原因。

7.解析：0~3岁小儿的行为发展处于被动发展阶段，行为发展主要依靠遗传和本能的力量发展而成，如婴儿的吸吮、抓握、啼哭等行为。

8.解析：肾藏先天之精，主生殖，为人体生命之本原，故称肾为"先天之本"。而脾为"后天之本""气血生化之源"。

9.解析：按医院感染管理规范要求，100张病床以上、100~500张病床、500张病床以上的医院，医院感染率一年分别低于7%、8%和10%。

10.解析：选择健康传播途径的原则：准确性原则、针对性原则、速度快原则和经济性原则。

11.解析：在确定优先项目时，应遵循重要性和有效性原则。

12.解析：群体传播是指组织以外的小群体（非组织群体）的传播活动。

13.解析：当出现医院感染散发病例时，主治医生及时向本科室院感监控小组负责人报告，24小时内向医院感染管理科报告。

14.解析：人类行为可分为本能行为和社会行为；本能行为是由人的生物性决定的，是人类最基本的行为，包括摄食行为、性行为、躲避行为、睡眠行为，模仿行为属于社会行为。

15.解析：洗手和手消毒的指征包括直接接触每一个人前后，从同一患者身体的污染部位移动到清洁部位时；题中B选项"从同一患者身体的清洁部位移动到污染部位"是错误的。

16.解析：医疗事故分级为四级：一级医疗事故（造成患者死亡、重度残疾）；二级医疗事故（造成患者中度残疾、器官组织损伤导致严重功能障碍）；三级医疗事故（造成患者轻度残疾、器官组织损伤导致一般功能障碍）；四级医疗事故（造成患者明显人身损害的其他后果）。

17.解析：人类行为的适应形式有6种，即反射、自我控制、调试、顺应、应对和应激，投射不是人类行为的适应形式。

18.解析：护理人员应加强职业防护意识，化学消毒时应注意通风和戴手套，消毒器必须加盖，防止环境污染造成危害。

19.解析：一般在术前0.5~1小时预防性使用抗生素。

20.解析：重要性原则是指优先考虑严重威胁人群健康、对经济社会发展、社区稳定影响较大的健康问题。

21.解析：探索式提问所提问题为探索究竟追究原因的问题，可深入了解某一问题产生的原因。

22.解析：PDCA循环又称质量环，是管理学中的一个通用模型，P（plan）指计划，D（do）指执行，C（check）指检查，A（act）指处理，是根据已知的内外部信息，设计出具体的行动方案，进行布局，再根据设计方案和布局，进行具体操作，努力实现预期目标的过程。

23.解析：前馈控制是指计划实施前采取预防措施防止问题的发生。急救物品完好率、无菌物品合格率、护理人员的素质等均属前馈控制。

24.解析：人类传播包括非社会传播和社会传播。非社会传播包括：人类传播（又称自我传播）、人际传播；社会传播包括：群体传播、组织传播、大众传播、国际传播、跨文化传播、全球传播。

25.解析：护理质量管理标准化的表现形式包括：①统一化；②规格化；③系列化；④规范化。

26.解析：科学管理理论的创始人是泰勒，被公认为"科学管理之父"。他首次提出了科学管理的概念，并在1911年出版了《科学管理原理》一书。

27.解析：受者对信息的接受、理解、记忆具有选择性，包括：①选择性接受，受者一般选择与自己观念一致、自己需要、关心的信息接受；②选择性理解，受者对信息的理解受其固有的态度、信仰影响；③选择性记忆，人们往往容易记住自己愿意、喜欢记忆的信息。

28.解析：任何计划工作都要遵循一定的程序或步骤，其步骤依次包括：评估形势、确定目标、发展可选方案、选定方案、编制预算。

29.解析：分部制组织结构又称事业部制组织结构。其特点是在高层管理者之下，按地区或特征设置若干分部，实行"集中政策、分散经营"的集中领导下的分权管理。

30.解析：协调的基本要求包括：①从根本上解决问题；②及时协调与连续协调相结合；③调动当事人的积极性；④公平合理；⑤相互尊重。因此，从根本上解决问题是协调成功与否的检验标准。

31.解析：健康教育处方是指在诊疗过程中，以医嘱的形式对患者的行为和生活方式给予指导。

32.解析：常用质量评价统计方法包括：①分层法；②调查表法；③排列图法；④因果分析图；⑤控制图。德尔菲法属于团体决策的方法。

33.解析：留置导尿期间，为预防泌尿系感染，应每天进行膀胱冲洗。

34.解析：开放式提问所提问题较笼统，可引导对方说出自己的感觉、认识、态度和想法。适用于了解对方真实情况。

35.解析：根据原卫生部制定的《医疗机构专业技术人员岗位结构比例原则》，医院高级、中级、初级员工的比例为：一级医院为1∶2∶（8~9）；二级医院为1∶3∶8；三级医院为1∶3∶6。

36.解析：组织文化的特点包括：①文化性（是组织文化区别于组织其他内容的根本点，也是最明显、最重要的特征之一）；②综合性；③整合性；④自觉性；⑤实践性。自觉性是在员工自觉的努力下形成的，是组织文化层次的精神层。

37.解析：通过不断学习及受环境影响，人类行为是在不断发展变化的，这就是人类行为的可塑性。

38.解析：A选项单一抗菌药物不能控制严重感染（需氧菌及厌氧菌感染）；C选项长期应用抗生素的病人，应定期检查菌群变化及感染部位的病原菌变化，及时予以纠正和治疗，减少二重感染的发生；D选项大环内酯类药物采用连续给药，避免毒性反应；E选项氨基糖苷类抗生素不宜与β-内酰胺类药物同瓶滴注。

39.解析：狭义的质量指的是产品质量。

40.解析：沟通过程分为6个步骤，分别是信息源、编码、传递信息、解码和反馈。选项C接收不属于沟通过程。

41.解析：医院感染的三要素指感染源、传播途径、易感人群，病原携带者属于易感人群。

42.解析：梅毒的病原体为苍白螺旋体，对外界抵抗力弱。一般离体后1~2小时内死亡。对干燥和热敏感，60℃经3~5分钟即死亡，100℃时立刻死亡，但对冷抵力较强。

43.解析：幼儿因其免疫系统发育不成熟，对微生物易感性高。

44.解析：在职培训属于院内培训。

45.解析：人类沟通=35%语言沟通+65%的非语言沟通。

46.解析：在制定谈话计划中，第一个步骤是确定谈话的主题。

47.解析：ABC时间管理法，是以事务的重要程度为依据，将待办的事项按照由重要到轻的顺序划分为A、B、C三个等级，然后按照事项的重要等级依据完成任务的做事方法。故其核心是抓住主要问题。

48.解析：危害健康行为的类型包括：①日常危害健康行为；②致病性行为模式；③不良疾病行为；④违规行为。

49.解析：流行性出血热是由流行性出血热病毒（汉坦病毒）引起的，以鼠类为主要传染源的自然疫源性疾病，具有多宿主性（鼠、人、猫、狗、猪、兔、臭鼩鼱、青蛙、蛇及鸟类等）、人群易感性的特点。

50.解析：管理的职能是管理过程中各项活动的基本功能，又称管理的要素，是管理原则、管理方法的具体体现。其包括：计划、组织、人力资源管理、领导和控制。

51.解析：Ⅲ类环境的空气消毒：这类环境包括儿科病房、妇产科检查室、注射室、换药室、治疗室、供应室清洁区、急诊室、化验室、各类普通病房和房间，这类房间要求空气中的细菌菌落总数≤500CFU/m³。

52.解析：几乎在所有实行目标管理的组织中，所确定的目标一般都是短期的，很少超过一年。常常是一季度或更短些，过分强调数量或短期目标而忽视质量或长期目标。

53.解析：小组讨论应适当控制人数，人数一般宜为6~10人。

54.解析：对受到细菌芽孢、真菌孢子、分枝杆菌和经血传播病原体（乙型肝炎病毒、丙型肝炎病毒、艾滋病病毒等）污染的物品，选用高水平消毒法或灭菌法。

55.解析：功能制护理是指以工作为中心的护理方式，护士长按照护理工作的内容分配护士。

56.解析：原位菌群失调包括：①一度失调：通过细菌定量检查可得到反映，临床上称为可逆性失调；②二度失调：去除失调因素后菌群仍处于失调状态，具有不可逆性；③三度失调：原正常菌群大部分被抑制，只有少量菌种占决定性优势。

57.解析：前馈控制（又称预先控制）工作开始前做好人、财、物等方面的准备，防止问题发生，即防患于未然。对护理人员严格实行准入制度，杜绝无资质人员上岗属于事先控制。

58.解析：预防疾病、促进健康、提高生活质量是健康教育的最终目的。

59.解析：形成评价的主要方法有文献、档案、资料的回顾、专家咨询、专题小组讨论等，过程评价的主要方法有查阅档案资料、目标人群调查和现场观察，故常用于健康教育形成评价和过程评价的方法是查阅档案资料。

60.解析：A项，需要对某一问题进行深入了解时，通常选择探索式提问；C项，诱导式提问又称偏向式提问，适用于提示对方注意某事的场合；D项，否定性反馈：当发现对方不正确的言行或存在的问题时，应先肯定对方值得肯定的一面，然后以建议的方式指出问题所在，使对方保持心理上的平衡，易于接受批评和建议；E项，仪表形象属于非语言性传播技巧。

61.解析：通过讨论冲突的得失，开诚布公地与双方沟通和讨论，使双方了解冲突的后果，帮助双方改变思想和行为属于教育。

62.解析：团体决策的方法包括头脑风暴法、名义集体决策法、德尔菲法、电子会议法。

63.解析：针对性原则指针对具体受者、具体情况选择传播途径。

64.解析：卫生宣教是卫生知识的单项传播，其受传对象比较泛化，缺乏针对性。

65.解析：人体正常菌群的生理作用：营养作用、免疫调节作用、定植抵抗力作用和生物屏障作用等。

66.解析：头孢类抗生素在临床上广泛应用，妊娠期用药对胎儿影响极小，过敏反应率低，未发现致畸作用，安全性高。

67.解析：入院时无明确潜伏期的感染，规定入院48小时后发生的感染为医院感染。

68.解析：激励－保健理论简称双因素理论；保健因素属于工作环境或工作关系方面的，激励因素属于工作本身或工作内容方面的。

69.解析：耐高热、耐湿诊疗器械、物品首选压力蒸汽灭菌；不耐热、不耐湿的物品，采用低温灭菌法（如环氧乙烷灭菌法）。

70.解析：马斯洛把人的基本需要分为生理需要、安全需要、爱与归属的需要、尊重需要和自我实现的需要，最高层次的需要即为自我实现的需要。

71.解析：肌内注射时，穿刺部位用浸有消毒液原液的无菌棉球局部擦拭2遍，作用时间遵循产品的使用说明。

72.解析：为防止血液、体液和飞溅物传播，医务人员做有创操作中或近距离接触病人时戴口罩。医务人员接触通过空气传播的呼吸道传染病时应戴医用防护口罩。

73.解析：护理缺陷指护理活动中发生技术、服务、管理等方面的不完善或过失。题中该护士行为属于常见护理缺陷（违反护理规范、常规）。

74.解析：专权型是指领导者个人决定一切，部署下属执行，又称命令型、权威型、独裁型。

75.解析：对炭疽密切接触者应进行医学观察8天，必要时尽早进行药物治疗。

76.解析：高水平消毒：杀灭一切细菌繁殖体（包括结核分枝杆菌）、病毒、真菌及其孢子和绝大多数细菌芽孢。高效消毒剂是能达到高水平消毒要求的制剂。

77.解析：接触水痘患儿应戴医用防护口罩。

78.解析：目标管理是由员工共同制定目标，并将目标分解到个人，使员工在工作中进行自我控制，努力实现组织目标。

79.解析：形成评价内容包括目标人群的各种基本特征，对各种干预措施的看法，题中护士评估患者有乙肝病史10年，饮酒史8年属于目标人群的特征。

80.解析：政府制定公共场所禁止吸烟的规定，这属于行为干预中的政策干预。

81.解析：医院感染中泌尿道感染的主要病原体是大肠埃希菌。

82.解析：紫外线灯照射适用于室内空气和物体表面的消毒。照射时室内温度18~20℃，相对湿度为50%~60%，照射时间≥30分钟。紫外线灯表面应清洁，每周用酒精擦拭一次。灯管表面出现灰尘、油污时随时擦拭。

83.解析：直肠癌术后复查要求属于出院教育的内容。

84.解析：同学们提出了几个出游地，但各有利弊。班长经过利弊权衡，选定了一个既不太远，费用又不太高的目的地，这属于计划中的选定方案。

85.解析：模糊性反馈是指当需要暂时回避对方某些敏感问题或难以回答的问题时，可做出无明确态度和立场的反应，如"是吗""哦"等。

86.解析：医院所处社区人口的数量属于医院外部前提条件，其余四个选项均属于医院内部途径。

87.解析：创造良好沟通环境的方法有：①少用评价性和判断性语言，多用描述性语言；②沟通表示愿意合作，与对方共同找出问题，一起寻找解决方案，决不能共同找出问题，一起寻找解决方案，决不能企图控制和改造对方；③坦诚相待，设身处地为对方着想；④认同对方的问题和处境；⑤平等待人，谦虚谨慎；⑥不急于表态和下结论，耐心倾听对方说明和解释。

88.解析：3个科护士长管理65个病区，远远超出了有效管理的幅度。

89.解析：呼吸机螺纹管应视情况定期更换，而不是每天常规更换。

90.解析：中效消毒剂仅可杀灭分枝杆菌、真菌、病毒及细菌繁殖体等微生物，达到消毒要求，包括含碘消毒剂、醇类消毒剂、酚类消毒剂等。

91.解析：低效消毒剂仅可杀灭细菌繁殖体和亲脂病毒，达到消毒要求，包括苯扎溴铵等季铵盐类消毒剂，氯己定（洗必泰）等双胍类消毒剂，汞、银、铜等金属离子类消毒剂及中草药消毒剂。

92.解析：高效消毒剂可杀灭一切细菌繁殖体（包括分枝杆菌）、病毒、真菌及其孢子等，对细菌芽孢也有一定杀灭作用。A项，炭疽杆菌属于芽孢杆菌属，是引起某些家畜、野兽和人类炭疽病（人畜共患）的病原菌。

93.解析：低效消毒剂可杀灭细菌繁殖体和亲脂病毒，故题中仅有甲型肝炎病毒对低效消毒剂敏感。

94.解析：对行为有效性的认识是指人们对采取或放弃某种行为后，能否有效降低患病危险性或减轻疾病后果的判断，包括减缓病痛减少疾病产生的社会影响等。只有当人们认识到自己的行为有效时，人们才能自觉采取行为。

95.解析：对疾病易感性的认识是指个体对患某种疾病可能性的认识，包括自身对疾病发生、复发可能性的判断等。

96.解析：预警行为是指对可能发生危害健康事件的行为采取预防措施及在事故发生后正确处置的行为，如驾车时使用安全带、事故发生后的自救和他救行为等。

97.解析：日常健康行为指日常生活中有益于健康的行为，如充足睡眠、合理营养、适量运动等。

98.解析：避开有害环境行为指避免暴露于自然环境和社会环境中有害健康危险因素的行为，如离开污染环境、积极应对各种紧张生活事件等。

99.解析：微生态制剂，是利用正常微生物或促进微生物生长的物质制成的活的微生物制剂。由于其具有调节肠道微生态之功效，可快速构建肠道微生态平衡，广泛用于防止和治疗腹泻、便秘。

100.解析：微生态制剂，是利用正常微生物或促进微生物生长的物质制成的活的微生物制剂。由于其具有调节肠道微生态之功效，可快速构建肠道微生态平衡，广泛用于防止和治疗腹泻、便秘。

2025

护理学（中级）

单科 **一次过**

全真模拟试卷与解析
——相关专业知识

全真模拟试卷（四）

全国卫生专业技术资格考试研究专家组　编写

中国健康传媒集团

中国医药科技出版社

## 内 容 提 要

　　本书根据最新考试大纲要求，通过分析历年考试真题，并在研究命题规律的基础上精心编写而成。供考生进行模拟自测，梳理对知识点的掌握程度，顺利通关考试。本套试卷分为试题和答案及解析两大部分，以便学生自测后核对答案。试卷中题型、题量及题目难易程度与考试真题保持高度一致，考生根据自己未通过的科目选择相应的试卷即可。

**图书在版编目（CIP）数据**

2025护理学（中级）单科一次过全真模拟试卷与解析.
相关专业知识 / 全国卫生专业技术资格考试研究专家组
编写 . -- 北京：中国医药科技出版社，2024.9.（2025.3重印）
（护考应急包）. -- ISBN 978-7-5214-4786-6

Ⅰ. R47-44

中国国家版本馆CIP数据核字第2024M9J853号

**美术编辑**　陈君杞
**版式设计**　南博文化

出版　**中国健康传媒集团** | 中国医药科技出版社
地址　北京市海淀区文慧园北路甲22号
邮编　100082
电话　发行：010-62227427　邮购：010-62236938
网址　www.cmstp.com
规格　889 × 1194mm $^1/_{16}$
印张　6
字数　222千字
版次　2024年9月第1版
印次　2025年3月第3次印刷
印刷　北京金康利印刷有限公司
经销　全国各地新华书店
书号　ISBN 978-7-5214-4786-6
定价　**25.00 元**

获取新书信息、投稿、为图书纠错，请扫码联系我们。

# 试题部分

一、以下每一道题下面A、B、C、D、E五个备选答案，请从中选择一个最佳答案，并在答题卡上将相应字母所属的方框涂黑。

1. 按照《医院感染管理方法》规定，医疗机构发生哪种情况，需要向有关部门报告医院感染暴发
   A. 由于医院感染导致患者人身损害后果
   B. 由于医院感染暴发导致3人以下人身损害后果
   C. 由于医院感染导致3人以下人身损害
   D. 由于医疗责任事故导致患者死亡
   E. 由于医院感染暴发直接导致患者死亡

2. 医院健康教育的意义**不包括**
   A. 消除致病因素
   B. 心理治疗
   C. 降低医疗成本
   D. 密切医患关系
   E. 提高患者对医院文化的了解

3. 领导效能的内容**不包括**
   A. 时间效能
   B. 用人效能
   C. 决策效能
   D. 组织的整体贡献效能
   E. 结构效能

4. 组织文化的核心是
   A. 以人为本
   B. 组织的价值观
   C. 软性管理
   D. 增强群体凝聚力
   E. 护理价值观

5. 管理层中体现最少层次的原则，从高层领导到基层领导以几个层次为宜
   A. 1~3
   B. 2~4
   C. 3~5
   D. 4~6
   E. 5~7

6. 管理幅度是指一个主管能够直接有效指挥下属成员的数目。经研究发现，高层管理人员的管理幅度通常以多少人数较为合适
   A. 4~8人
   B. 6~8人
   C. 8~10人
   D. 10~12人
   E. 12~14人

7. 决定一个组织经济效益大小和资源效率高低的首要条件是
   A. 对人的合理使用
   B. 科学技术的高度应用
   C. 资源的最优配置和最优利用
   D. 对财产的管理
   E. 可靠的监督控制体系

8. 根据原卫生部制定的《医疗机构专业技术人员岗位结构比例原则》，三级医院高级、中级和初级员工的比例为
   A. 1：3：6
   B. 1：2：5
   C. 1：3：5
   D. 1：3：7
   E. 1：4：6

9. 下列被称为"元神之府"的是
   A. 脑
   B. 髓
   C. 骨
   D. 脉
   E. 胆

10. 某医院消化内科有床位30张，床位使用率是90%，平均护理时数为3.5小时，每名护士每天工作8小时。机动编制数占20%，应编制护士数
    A. 15人
    B. 16人
    C. 17人
    D. 18人
    E. 19人

11. 有关正式组织特点的描述，**错误**的是
    A. 有共同的工作目标
    B. 成员的工作和职位可互相替换
    C. 无明确的规章制度
    D. 分工专业化但强调协调配合
    E. 讲究效率

1

12. 护理人员排班应遵循的首要原则是
    A. 满足患者需要
    B. 降低人力成本
    C. 合理组织人力
    D. 有效利用资源
    E. 满足护士的要求

13. 以下不会影响护理人员配备的因素是
    A. 工作量
    B. 工作质量
    C. 患者男女比例
    D. 护理人员结构比例
    E. 护理管理水平

14. 以下对"直线-参谋型组织结构"理解，错误的是
    A. 直线领导有相应的职能机构和人员作为参谋和助手
    B. 可满足统一指挥和严格责任制的要求
    C. 部门间沟通少，协调工作多
    D. 容易发生直线领导和职能部门之间的职权冲突
    E. 组织适应性强，反应灵敏

15. 以下不属于组织文化特点的是
    A. 文化性
    B. 综合性
    C. 整合性
    D. 强制性
    E. 实践性

16. 医院感染研究的主要对象是
    A. 探视者
    B. 陪护家属
    C. 医护人员
    D. 门诊患者
    E. 住院患者

17. 导致新生儿医院感染的来源不包括
    A. 生产过程污染
    B. 人工喂养中奶品的污染
    C. 医护人员的手
    D. 宫内感染
    E. 生产过程产道分泌物污染

18. 引起内源性感染的病原体是来自
    A. 医院环境中存在的致病菌
    B. 患者体内或体表的正常菌群或条件致病菌
    C. 医院工作人员携带的病菌
    D. 由探视人员带到院内的病菌
    E. 感染部位分离出的致病菌

19. 对无明显潜伏期的疾病，判断医院感染的标准是
    A. 入院8h后发生感染
    B. 入院16h后发生感染
    C. 入院24h后发生感染
    D. 入院32h后发生感染
    E. 入院48h后发生感染

20. 人体内正常菌群的生理作用不包括
    A. 营养作用
    B. 生物屏障作用
    C. 免疫调节作用
    D. 稳定作用
    E. 抗衰老作用

21. 关于隔离技术的叙述，不正确的是
    A. 检验标本应放在有盖的容器内运送
    B. 凡具有传染性的患者应集中在一个房间，便于管理
    C. 被污染的敷料带进隔离室
    D. 不将病历带进隔离室
    E. 为患者抽血时戴手套

22. 使用中紫外线灯的强度应不低于
    A. 30μW/cm$^2$
    B. 50μW/cm$^2$
    C. 70μW/cm$^2$
    D. 80μW/cm$^2$
    E. 100μW/cm$^2$

23. 根据健康教育诊断，不属于高可变性行为的是
    A. 社会不赞成的行为
    B. 正处在发展时期的行为
    C. 与文化传统不相关的行为
    D. 与生活方式及风俗习惯不密切的行为
    E. 在其他计划中没有成功改变的实例行为

24. 不符合协调的基本要求的是
    A. 及时协调与连续协调相结合
    B. 从根本上解决问题
    C. 调动当事人的积极性
    D. 体现协调者的权威性
    E. 公平合理

25. 血管内导管相关性感染的主要影响因素不包括
    A. 导管的类型
    B. 导管留置的时间
    C. 对导管的日常护理
    D. 置管时的无菌操作
    E. 置管人的年资

26. 某医院200张床，同期住院人中有6人发生医院感染，

其中2人发生2次，医院感染发生率和例次发生率分别是
A. 3%，5%
B. 3%，4%
C. 6%，5%
D. 8%，8%
E. 3%，9%

27. 100~500张病床医院的医院感染发病率应低于多少
A. 7%
B. 8%
C. 9%
D. 10%
E. 12%

28. 某医院、某科室的住院患者中，短时间内突然发生许多医院感染病例的现象是
A. 医院感染散发
B. 医院感染播散
C. 医院感染流行
D. 医院感染暴发
E. 医院感染罹患

29. 病原菌侵入人体后不会出现的情况是
A. 隐性病原体携带者
B. 细菌不可能再排出体外
C. 获得免疫
D. 发病
E. 不发病

30. 出现医院感染流行或暴发趋势时，采取的控制措施**不包括**
A. 临床科室必须及时查找原因
B. 临床科室必须协助调查
C. 临床科室必须执行控制措施
D. 48小时报告主管院长
E. 医院感染管理科必须及时进行流行病学调查处理

31. 健康促进的基本内涵
A. 侧重于政府行为
B. 侧重于个人行为
C. 侧重于个人的健康行为
D. 包含两个方面，政府行为改变和个人行为改变
E. 侧重于群体的健康问题

32. 健康促进的目的是
A. 改变个体不健康行为
B. 改变群体不健康行为
C. 改变人类生存环境
D. 改变不良生活方式

E. 改变政府行为

33. 行为有明显的主动性，其主要表现为爱探究、好攻击、易激惹、喜欢自我表现，这是行为发展的
A. 被动发展阶段
B. 主动发展阶段
C. 自主发展阶段
D. 巩固发展阶段
E. 自动发展阶段

34. "驾车使用安全带"属于哪一种促进健康行为
A. 日常健康行为
B. 避开有害环境行为
C. 预警行为
D. 保健行为
E. 遵医行为

35. 健康教育活动的核心是
A. 进行卫生宣传
B. 增加卫生保健知识
C. 帮助人们建立健康的行为和生活方式
D. 主动劝告他人
E. 帮助人们建立正确的健康观念

36. 下列哪种行为模式与冠心病的发生有关
A. A型行为模式
B. B型行为模式
C. C型行为模式
D. D型行为模式
E. E型行为模式

37. "依靠遗传和本能力量发展行为"属于下列哪一行为发展阶段的主要表现
A. 被动发展阶段
B. 主动发展阶段
C. 自主发展阶段
D. 巩固发展阶段
E. 调控发展阶段

38. 住院教育的内容**不包括**
A. 随诊教育
B. 健康教育处方
C. 病房教育
D. 出院教育
E. 入院教育

39. "您今天的伤口疼痛怎么样？"属于
A. 封闭式提问技巧
B. 开放式提问技巧
C. 探索式提问技巧
D. 偏向式提问技巧

E.复合式提问技巧

40.下列属于人际传播的是
 A.患者对医生的咨询
 B.出版书籍
 C.在公共汽车上做广告
 D.在电视上做广告
 E.在广播里进行宣传

41.社区健康教育以何种人群为对象
 A.健康人群
 B.患病人群
 C.特殊人群
 D.社区人群
 E.高危人群

42.改变行为使用的方法和工具属于
 A.行为主体
 B.行为客体
 C.行为环境
 D.行为手段
 E.行为结果

43.危害健康行为包括
 A.每天定时作息
 B.在厨房增加抽油烟机
 C.高血压患者坚持用药
 D.定期进行健康体检
 E.C型行为模式

44.有关健康信念模式的描述，**不正确**的是
 A.是运用生理方法解释健康相关行为的模式
 B.必须使个体认识到患病的严重性
 C.个体需要了解疾病的易感性
 D.个体必须面对并解决改变行为过程中的困难
 E.个体对改变行为充满自信

45.人行为发展的促进因素是
 A.生态环境
 B.医疗卫生资源
 C.地理环境
 D.遗传因素
 E.学习因素

46.综合护理的优点是
 A.护士及时观察患者病情变化
 B.有利于培养护士解决问题的能力
 C.分工明确，节省人力
 D.护士工作主动性和责任感提高
 E.护士工作独立性减弱

47.根据《医疗机构专业技术人员岗位结构比例原则》，二级医院的高级、中级、初级员工的比例应为
 A.1：4：7
 B.1：2：8
 C.1：3：8
 D.1：3：6
 E.1：4：8

48.下列属于时间管理策略的是
 A.保持时间利用的间断性
 B.学会拒绝
 C.善于应用管理
 D.充分利用其他人最佳工作时间
 E.学会理解

49.下列哪项**不属于**人员管理的基本原则
 A.责权利一致原则
 B.公平竞争原则
 C.用人之长原则
 D.系统管理原则
 E.合理结构原则

50.下列不属于控制条件的是
 A.有明确可衡量的标准
 B.与组织文化相匹配
 C.畅通的信息传递渠道
 D.控制人员有较高的素质
 E.以目标和执行者的积极性为基础

51.属于计划工作"5W1H"问题之一的是
 A. Whom
 B. Where
 C. Whenever
 D. Which
 E. However

52.管理的首要职能是
 A.组织职能
 B.计划职能
 C.控制职能
 D.人员管理
 E.领导职能

53.属于影响护理人员编设因素的是
 A.用人之长
 B.公平竞争
 C.人员素质
 D.责权一致
 E.职务明确

54.医院感染中下呼吸道感染的诊断标准是

A.痰菌定量培养分离病原菌数≥$10^3$CFU/ml

B.痰菌定量培养分离病原菌数≥$10^4$CFU/ml

C.痰菌定量培养分离病原菌数≥$10^5$CFU/ml

D.痰菌定量培养分离病原菌数≥$10^6$CFU/ml

E.痰菌定量培养分离病原菌数≥$10^7$CFU/ml

55.对多重耐药细菌（MRSA、泛耐药鲍曼不动杆菌等）感染的患者应采取的措施**不包括**

　　A.尽可能安排单人单间

　　B.有专用的隔离标识

　　C.实行开放探视制度

　　D.限制患者的活动范围、减少转运

　　E.进入室内的工作人员应戴高效防护口罩

56.某医院护理部主任召集几名护士长谈话，了解护理新举措在病房的实施情况，下列**不妥**的是

　　A.做好谈话计划，确立谈话主题

　　B.激发下级的谈话愿望

　　C.真诚、及时地赞美下属

　　D.掌握发问技巧，多提诱导性问题

　　E.善于启发下属讲真情实话

57.属于经空气传播的疾病是

　　A.水痘

　　B.白喉

　　C.乙型脑炎

　　D.细菌性脑膜炎

　　E.伤寒

58.关于直线组织结构的特点，不正确的叙述是

　　A.组织关系简明

　　B.各部门目标清晰

　　C.适用于规模较大的组织

　　D.容易造成最高领导人滥用权力的倾向

　　E.为评价各部门或个人对组织目标的贡献提供了方便

59.属于原位菌群二度失调的是

　　A.正常菌群在原有部位发生了数量的暂时性变化

　　B.正常菌群在原有部位发生了种类结构的暂时性变化

　　C.正常菌群在原有部位比例发生了病理性波动

　　D.正常菌群转移到另一部位定植或定居

　　E.可逆性失调

60."冲突是与生俱来的，组织应当接纳冲突，使之合理化"，这一观点来自于

　　A.现代观点

　　B.传统观点

　　C.动态观点

　　D.人际关系观点

　　E.相互作用观点

61.信息沟通的三个关键环节是

　　A.发送者、信息渠道、接收者

　　B.传递者、接收者、信息渠道

　　C.发送者、传递者、信息渠道

　　D.接收者、信息、信息渠道

　　E.发送者、信息、信息渠道

62.胆道检查引起感染的无关因素是

　　A.病原体的种类

　　B.病原体的毒力

　　C.内镜消毒效果

　　D.机体免疫功能

　　E.操作者的技巧

63.关于组织沟通的描述，**错误**的是

　　A.沟通的核心是信息传递和理解

　　B.非正式沟通缺点为不能满足职工情感的要求

　　C.手势和符号也是信息的表达方式

　　D.有效的沟通使双方能准确理解信息的含义

　　E.沟通是一个双向、互动的反馈和理解过程

64.我国护理管理标准规定二级医院医师与护理人员之比为

　　A.1∶2

　　B.1∶3

　　C.1∶4

　　D.1∶1

　　E.2∶3

65.美国管理学家莱金提出的ABC时间管理方法中，C级目标是

　　A.必须完成的目标

　　B.最重要的目标

　　C.较重要的目标

　　D.很想完成的目标

　　E.不太重要的目标

66.炭疽患者用过的治疗性废物和有机垃圾应

　　A.熟石灰浸泡消毒

　　B.入医疗废物集中处理

　　C.焚烧

　　D.过氧乙酸喷洒

　　E.先高压灭菌后集中处理

67.工作前制定计划时要求充分发挥创造力，提出一些新方法、新措施，这遵循的是

　　A.可考核性原则

　　B.系统性原则

　　C.重点原则

　　D.创新原则

E.弹性原则

68.病床数在300张的医院感染发病率应低于
  A.1%
  B.5%
  C.7%
  D.8%
  E.10%

69.内镜消毒灭菌方法正确的是
  A.气管镜每日监测
  B.肠镜的细菌数≤100CFU/件
  C.关节镜细菌数≤50CFU/件
  D.关节镜每季度监测
  E.肠镜的细菌数≤20CFU/件

70.消毒剂生物学监测的要求是
  A.细菌含量＜100CFU/ml，不得检出致病性微生物
  B.细菌含量＜100CFU/ml，不得检出任何微生物
  C.细菌含量＜200CFU/ml，不得检出致病性微生物
  D.细菌含量＜200CFU/ml，不得检出任何微生物
  E.细菌含量＜500CFU/ml，不得检出致病性微生物

71.某胃大部切除术后的患者自诉腹部切口疼痛加重，检查发现患者有体温升高、脉搏加速和血白细胞增高等异常，如果确诊为医院感染，其主治医师最迟在何时填表报告医院感染管理科
  A.立即
  B.6小时内
  C.8小时内
  D.12小时内
  E.24小时内

72.某医院就5年发展目标进行决策，最适合的决策方法是
  A.高层领导集体决策
  B.高层领导个人决策
  C.中层领导集体决策
  D.高层和中层领导集体决策
  E.高、中、基层领导集体决策

73.护士长甲，做护士长工作中她非常善于关注不同护士的个性和特点，积极为她们创造良好的工作和生活环境，用人所长，避人所短，她们病区的质量考核成绩一直名列全院前茅。护士长甲的管理原理主要是遵循了
  A.系统原理
  B.人本原理
  C.动态原理
  D.效益原理
  E.节能原理

74.患者，男，56岁。因突发意识障碍，喷射性呕吐，剧烈头痛，眼睑下垂，急诊入院。入院诊断：自发性蛛网膜下腔出血，积极行术前抢救。参与抢救的是两名新上岗的护士，护士长对这类情形的管理要点是
  A.授权
  B.亲自指导
  C.请别人做
  D.培训
  E.高年资护士替代

75.患者，女，28岁。面部烧伤恢复期，面部留有瘢痕，患者极度自卑，不愿见人，护士在护理该患者时，应特别注意满足其
  A.生理需要
  B.安全需要
  C.爱与归属的需要
  D.尊重需要
  E.自我实现的需要

76.判断是否属于医院感染的主要依据是
  A.疾病的临床表现
  B.病程的长短
  C.发病的缓急
  D.疾病的潜伏期
  E.抗生素的使用期限

77.原位菌群失调**不包括**
  A.一度失调
  B.二度失调
  C.二重感染
  D.菌群交替症
  E.移位

78.紫外线消毒空气时，若每10m²安装30W紫外线灯管1支，则有效距离和消毒时间分别为
  A.<1m，30~60分钟
  B.<2m，30~60分钟
  C.<1m，60~90分钟
  D.<2m，60~90分钟
  E.<1m，90分钟

79.过氧乙酸原液浓度低于何值时禁止使用
  A.11%
  B.12%
  C.13%
  D.14%
  E.15%

80.病原微生物污染手和皮肤，可采用的消毒方法是
  A.含有效碘5000mg/L的碘伏擦拭3~5分钟
  B.含有效碘3000mg/L的碘伏擦拭3~5分钟

C.含有效碘2000mg/L的碘伏擦拭4~6分钟

D.含有效碘1000mg/L的碘伏擦拭4~6分钟

E.含有效碘500mg/L的碘伏擦拭5~7分钟

81.流行性出血热的主要感染源是

A.蝇类

B.虱类

C.鼠类

D.禽类

E.蟑螂

82.术前应用抗生素的方法，叙述**错误**的是

A.抗生素的预防应用应当有明确指征

B.一般术前0.5~1小时通过静脉途径给予一次足量抗生素

C.手术时间超过4小时可术中加用1次量

D.择期的结直肠手术前12小时给予不吸收的口服抗生素，共3次

E.不要将万古霉素作为常规的预防性应用药物

83.以下消毒剂中属于低效消毒剂的是

A.聚维酮碘

B.苯扎溴铵

C.过氧乙酸

D.甲醛

E.乙醇

84.中度危险性医疗物品**不包括**

A.听诊器

B.呼吸机管道

C.气管镜

D.压舌板

E.避孕环

85.患者，男，54岁。因大肠癌住院治疗，6天前行大肠癌根治术，使用头孢噻肟钠和利巴韦林抗感染治疗，第5天出现发热，T 39℃，腹痛、腹泻。大便培养示真菌感染。最可能的情况是

A.急性菌痢

B.二重感染

C.急性肠炎

D.败血症

E.菌群定植

86.压力蒸汽灭菌时金属包的重量要求不超过

A.4kg

B.5kg

C.6kg

D.7kg

E.8kg

二、以下提供若干组考题，每组考题共同使用在考题前列出的A、B、C、D、E五个备选答案，请从中选择一个与考题关系最密切的答案，并在答题卡上将相应题号的相应字母所属的方框涂黑。每个备选答案可能被选择一次、多次或不被选择。

（87~89题共用备选答案）

A.细菌总数≤10CFU/m³，未检出金黄色葡萄球菌、溶血性链球菌

B.细菌总数≤200CFU/m³，未检出金黄色葡萄球菌、溶血性链球菌

C.细菌总数≤500CFU/m³，未检出金黄色葡萄球菌、溶血性链球菌

D.细菌总数≤600CFU/m³，未检出金黄色葡萄球菌、溶血性链球菌

E.细菌总数≤800CFU/m³，未检出金黄色葡萄球菌、溶血性链球菌

87.Ⅲ类区域空气卫生学标准为

88.Ⅱ类区域空气卫生学标准为

89.Ⅰ类区域空气卫生学标准为

（90~92题共用备选答案）

A.0~2岁

B.2~3岁

C.3~12岁

D.12~13岁至成年

E.成年后

90.人类行为形成和发展的主动发展阶段一般在

91.人类行为形成和发展的自主发展阶段一般在

92.人类行为形成和发展的巩固阶段一般在

（93~95题共用备选答案）

A.日常健康行为

B.避开有害环境行为

C.戒除不良嗜好行为

D.预警行为

E.保健行为

93.预防接种属于

94.驾车时使用安全带属于

95.患病后及时就医属于

（96~98题共用备选答案）

A.技术控制

B.资金控制

C.定期控制

D.间接控制

E.反馈控制

96.按纠正偏差措施的作用环节不同划分控制类型的是

97.按控制的时间不同划分控制类型的是

98.按管理者控制的方式不同划分控制类型的是

（99~100题共用备选答案）
A.医院感染患病率
B.医院感染发生率
C.医院感染罹患率
D.医院感染例次发生率

E.感染率

99.用于表示较短时间和小范围内医院感染的暴发或流行情况的指标是

100.在一定的时间内，在一定的危险人群中的实际医院感染例数是

# 答案与解析

| 1 | 2 | 3 | 4 | 5 | 6 | 7 | 8 | 9 | 10 |
|---|---|---|---|---|---|---|---|---|----|
| E | E | E | E | B | C | C | A | A | A |
| 11 | 12 | 13 | 14 | 15 | 16 | 17 | 18 | 19 | 20 |
| C | A | C | E | D | E | D | B | E | D |
| 21 | 22 | 23 | 24 | 25 | 26 | 27 | 28 | 29 | 30 |
| C | C | E | D | E | B | B | D | B | D |
| 31 | 32 | 33 | 34 | 35 | 36 | 37 | 38 | 39 | 40 |
| D | B | B | C | C | A | A | A | B | A |
| 41 | 42 | 43 | 44 | 45 | 46 | 47 | 48 | 49 | 50 |
| D | D | E | A | E | D | C | B | E | B |
| 51 | 52 | 53 | 54 | 55 | 56 | 57 | 58 | 59 | 60 |
| B | B | C | D | C | D | A | C | C | D |
| 61 | 62 | 63 | 64 | 65 | 66 | 67 | 68 | 69 | 70 |
| A | E | B | B | E | C | C | D | E | A |
| 71 | 72 | 73 | 74 | 75 | 76 | 77 | 78 | 79 | 80 |
| E | E | B | B | D | D | E | B | B | A |
| 81 | 82 | 83 | 84 | 85 | 86 | 87 | 88 | 89 | 90 |
| C | D | B | A | B | D | C | B | A | C |
| 91 | 92 | 93 | 94 | 95 | 96 | 97 | 98 | 99 | 100 |
| D | E | E | D | E | C | C | D | C | A |

1.解析：当医院感染暴发直接导致患者死亡，医疗机构需要向卫生主管部门报告医院感染暴发的流行情况。

2.解析：通过开展健康教育可提高患者依从性，有助于心理治疗、消除致病因素、密切医患关系、降低医疗成本。

3.解析：领导效能包括决策效能、用人效能、办事效能、时间效能和组织的整体贡献效能。

4.解析：护理哲理是组织的最高层次文化，主导、制约着护理文化其他内容的发展方向，护理价值观是组织文化的核心。

5.解析：最少层次原则是指在保证组织合理有效运转的前提下，尽量减少管理层次。一般情况下组织越大层次越多，从高层领导到基层领导以2~4个层次为宜。

6.解析：高层管理人员的管理幅度通常以8~10人较为合适。

7.解析：决定一个组织经济效益大小和资源效率高低的首要条件是资源的最优配置和最优利用。

8.解析：根据《医疗机构专业技术人员岗位结构比例原则》，三级医院的高级、中级、初级员工的比例应为1：3：6。

9.解析：脑，又名髓海、元神之府。脑主精神、意识、思维和感觉。

10.解析：应编护士数为（30×0.9×3.5）÷8×（1+20%）=15人。

11.解析：正式组织是为了实现组织的目标而按一定程序建立具有明确职责和协作关系的群体。

12.解析：护理人员排班应遵循的首要原则是满足所在病区患者的需要。

13.解析：性别因素不是影响护理人员配备的因素。

14.解析：直线-参谋型组织结构的缺点：①部门间沟通少，协调工作较多；②容易发生直线领导和职能部门之间的职权冲突；③整个组织适应性差，反应不灵敏。

15.解析：组织文化的特点包括：文化性、综合性、整合性、自觉性和实践性。

16.解析：医院感染研究的主要对象是住院患者。

17.解析：宫内感染不是导致新生儿医院感染的因素。

18.解析：内源性感染的病原体是来自患者体内或体表的正常菌群或条件致病菌。当患者健康状况不佳抵抗力低下或免疫功能受损以及应用抗菌药物，导致菌群失调或原有生态平衡，菌群移位（易位），从而引发感染。

19.解析：无明确潜伏期的感染，规定入院48小时后发生的感染为医院感染。

20.解析：正常菌群对人体无害，其生理作用有营养作用、免疫调节作用、定植抵抗作用、生物屏障作用，肠道中的双歧杆菌、乳酸菌、肠球菌等可降低胆固醇、血氨，抗衰老。

21.解析：不可将被污染的物品带进隔离室。

22.解析：使用紫外线消毒时，紫外线灯的强度应不低于$70\mu W/cm^2$。

23.解析：在其他计划中没有成功改变的实例行为为低可变性行为。

24.解析：协调的基本要求：①从根本上解决问题；②及时协调与连续性协调相结合；③调动当事人的积极性；④公平合理；⑤互相尊重。

25.解析：血管内导管相关性感染的影响因素与置管人的资历无关。

26.解析：医院感染发生率为6/200×100%=3%，例次发生率为（6+2）/200×100%=4%。

27.解析：按医院感染管理规范要求：100张病床以上、100~500张病床、500张病床以上的医院，医院感染率应分别低于7%、8%和10%。

28.解析：医院感染暴发是指在某医疗机构或其科室的患者中，短时间内发生3例以上同种同源病例的现象。

29.解析：病原菌侵入人体后，机体可发病或不发病，或获得免疫力或成为病原携带者。

30.解析：出现医院感染流行或暴发趋势时，应立即报告医院感染管理科，并报告分管院长。

31.解析：健康促进是促使人们维护和提高他们自身健康的过程，是协调人类与环境的战略，它规定个人与社会对健康各自所负的责任。其内涵包括政府行为和个人行为。

32.解析：健康促进的最终目的是改变群体不健康行为。

33.解析：主动发展阶段是指3~12岁内，行为有明显的主动性，表现为爱探究、好攻击、易激惹、喜欢自我表现等。

34.解析：预警行为是指对可能发生危害健康事件的行为采取预防措施及事故发生后正确处置的行为，如开车时系安全带、骑摩托车戴头盔、事故发生后的自救和他救行为等。

35.解析：健康教育活动的核心是帮助人们建立健康的行为和生活方式。

36.解析：A型行为模式与冠心病发生相关；C型行为模式与肿瘤发生有关。

37.解析：被动发展阶段是指0~3岁内，行为发展主要依靠遗传和本能的力量发展而成，如婴儿的吸吮、抓握、啼哭等行为。

38.解析：随诊教育属于门诊教育。

39.解析："您今天的伤口疼痛怎么样？"每位患者的回答都不太一样，故上述问题属于开放式提问。

40.解析：人际传播是指人与人之间面对面交流信息，是个体之间相互沟通。患者对医生的咨询即为人际传播。

41.解析：社区健康教育是以社区内的所有人群为教育对象。

42.解析：行为手段是指行为主体作用于行为客体时的方式、方法及所应用的工具。

43.解析：危害健康行为是指不利于自身和他人健康的行为。C型行为模式属于致病行为模式，致病行为模式属于危害健康行为类型之一。

44.解析：健康信念模式是运用社会心理方法解释健康相关行为的理论模式。

45.解析：学习是人类行为发展的促进因素。

46.解析：综合护理的主要优点包括：①患者获得连续的全面的整体护理，对护理的满意度较高；②护士的责任感、求知感和成就感增加，工作的主动性和独立性加强，工作满意度较高；③加强了与患者家属及其他医务人员的沟通，合作性增强；④促进小组成员间的有效沟通，提高护理服务质量；⑤辅助护士参与制定护理计划，工作兴趣与满意度增高。

47.解析：根据《医疗机构专业技术人员岗位结构比例原则》，二级医院的高级、中级、初级员工的比例为1：3：8。

48.解析：学会拒绝不属于自己分内的事情即属于时间管理策略。

49.解析：合理结构原则不属于人员管理的基本原则。

50.解析：与组织文化相匹配属于控制的原则，不属于控制的条件。

51.解析：计划工作的计划"5W1H"是指：（1）Why：为什么干这件事？（目的）；（2）What：怎么回事？（对象）；（3）Where：在什么地方执行？（地点）；（4）When：什么时间执行？什么时间完成？（时间）；（5）Who：由谁执行？（人员）；（6）How：怎样执行？采取哪些有效措施？（方法）。

52.解析：在管理的五大职能中，计划职能为首要职能。

53.解析：护理人员的素质是影响护理人员编设的因素之一。

54.解析：痰细菌定量培养分离病原菌数≥$10^6$CFU/ml，即可诊断为下呼吸道感染。

55.解析：对多重耐药菌（MRSA、泛耐药鲍曼不动杆菌等）感染的患者应采取的措施：①如条件允许，单人单间，或同种疾病患者住一间，进入病房应戴手套、穿隔离衣，做好手卫生；正确进行环境、器械的清洗、消毒灭菌工作。②使用专用的隔离标识，限制探视人员。③限制患者的活动范围、减少转运。

56.解析：在交谈的过程中，应避免使用诱导性问题。

57.解析：水痘是通过空气飞沫传播。

58.解析：直线组织结构不适用于组织规模大、组织结构层次多的机构。

59.解析：二度失调是指正常菌群的结构比例失调呈相持状态，菌群内由生理波动转变为病理波动。

60.解析："冲突是与生俱来的，组织应当接纳冲突，使之合理化"，这一观点来自于人际关系观点。

61.解析：发送者、信息渠道、接收者是信息沟通的三个关键环节。

62.解析：胆道检查引起感染与操作者的技巧无关。

63.解析：非正式沟通的优点是沟通方便、内容广泛、方式灵活、速度快，且非正式沟通易表露思想、情绪和动机，容易满足职工情感的需求。

64.解析：我国护理管理标准规定二级医院医师与护理人员之比为1：2。

65.解析：由美国和管理学家莱金提出，他认为应将各阶段分为ABC三个等级，A级为最重要且必须完成的目标，B级为较重要很想完成的目标，C级为不太重要可暂时搁置的目标。

66.解析：炭疽患者用过的治疗性废物和有机垃圾应焚烧处理。

67.解析：创新原则是指制定计划要充分发挥创造力，提出解决问题的新思路、新方法和新举措。

68.解析：病床数在100张以下、100~500张、500张以上的医院感染发病率应分别低于7%、8%和10%。

69.解析：内镜消毒灭菌后，肠镜的细菌数应≤20CFU/件。

70.解析：消毒剂生物学监测的要求是，细菌含量<100CFU/ml，不得检出致病性微生物。

71.解析：当出现医院感染散发病例时，主治医生及时向本科室院感监控小组负责人报告，24小时内向医院感染管理科报告。

72.解析：医院的五年发展目标属于长期计划、战略计划，应由高、中、基层领导集体决策。

73.解析：护士长根据不同护士的个性和特点，积极为她们创造良好的工作和生活环境，用人之长，避人所短，体现了以人为本的管理原理。

74.解析：对于新上岗的护士，护士长应亲自指导患者的抢救，避免新护士应急处理经验不足，对患者造成危害。

75.解析：患者因烧伤后面部留有瘢痕，极度自卑，不愿见人，护理该患者时，应特别注意满足其尊重的需要。

76.解析：无明确潜伏期的感染，规定入院48小时后发生的感染为医院感染；有明确潜伏期的感染，自入院起超过平均潜伏期后发生的感染为医院感染。

77.解析：移位属于移位菌群失调。

78.解析：紫外线消毒空气时，有效距离和消毒时间分别为<2m，30~60分钟。

79.解析：过氧乙酸原液浓度低于12%时禁止使用。

80.解析：消毒污染的手和皮肤，可使用含有效碘5000mg/L的碘伏擦拭3~5分钟。

81.解析：鼠类是流行性出血热的主要感染源。

82.解析：在择期的结直肠手术前，需通过导泻或灌肠剂进行肠道准备。在术前24小时开始口服肠道不吸收抗菌药物，共3次。

83.解析：苯扎溴铵为低效消毒剂。

84.解析：中度危险性医疗物品是指仅接触黏膜而不进入无菌组织内。听诊器仅接触患者皮肤，属于低度危险性医疗物品。

85.解析：大肠癌患者住院治疗，使用头孢噻肟钠和利巴韦林抗感染治疗，第5天出现发热，T 39℃，腹痛、腹泻，考虑发生了二重感染。

86.解析：压力蒸汽灭菌时金属包的重量要求不超过7kg。

87.解析：Ⅲ类区域空气中卫生学标准为：细菌总数≤500CFU/m³，未检出金黄色葡萄球菌、溶血性链球菌。

88.解析：Ⅱ类区域空气中卫生学标准为：细菌总数≤200CFU/m³，未检出金黄色葡萄球菌、溶血性链球菌。

89.解析：Ⅰ类区域空气中卫生学标准为：细菌总数≤10CFU/m³，未检出金黄色葡萄球菌、溶血性链球菌。

90.解析：人类行为形成和发展的主动发展阶段一般在3~12岁。

91.解析：人类行为形成和发展的自主发展阶段一般在12~13岁至成年。

92.解析：人类行为形成和发展的巩固阶段一般在成年后。

93.解析：预防接种属于健康相关行为中的保健行为。

94.解析：驾车时使用安全带属于健康相关行为中的预警行为。

95.解析：患病后及时就医属于保健行为。

96.解析：依据纠正偏差措施的作用环节不同，控制可分为前馈控制、同期控制和反馈控制。

97.解析：按管理者控制时间不同，控制分为日常控制和定期控制等。

98.解析：按管理者控制和改进工作的方式不同，控制分为间接控制和直接控制等。

99.解析：医院感染罹患率是指处于危险人群中新发生医院感染的频率，其分母必须是暴露于危险因素中的患者人数，分子是同一危险因素所致医院感染新发病例数，常用于短时间和小范围内感染的暴发或流行情况，观察时间是日、周或月。

100.解析：医院感染患病率是又称医院感染现患率，是指在一定时间或时期内，在一定的危险人群（住院病例）中实际感染（新、老医院感染）例数所占的百分比。

# 2025

## 护理学（中级）

## 单科 一次过

### 全真模拟试卷与解析
### ——相关专业知识

全真模拟试卷（五）

全国卫生专业技术资格考试研究专家组　编写

中国健康传媒集团

中国医药科技出版社

## 内 容 提 要

本书根据最新考试大纲要求，通过分析历年考试真题，并在研究命题规律的基础上精心编写而成。供考生进行模拟自测，梳理对知识点的掌握程度，顺利通关考试。本套试卷分为试题和答案及解析两大部分，以便学生自测后核对答案。试卷中题型、题量及题目难易程度与考试真题保持高度一致，考生根据自己未通过的科目选择相应的试卷即可。

**图书在版编目（CIP）数据**

2025护理学（中级）单科一次过全真模拟试卷与解析.
相关专业知识 / 全国卫生专业技术资格考试研究专家组
编写 . -- 北京：中国医药科技出版社，2024.9.（2025.3重印）
（护考应急包）. -- ISBN 978-7-5214-4786-6

I. R47-44

中国国家版本馆CIP数据核字第2024M9J853号

美术编辑　陈君杞
版式设计　南博文化

出版　**中国健康传媒集团** | 中国医药科技出版社
地址　北京市海淀区文慧园北路甲22号
邮编　100082
电话　发行：010-62227427　邮购：010-62236938
网址　www.cmstp.com
规格　889×1194mm $^1/_{16}$
印张　6
字数　222千字
版次　2024年9月第1版
印次　2025年3月第3次印刷
印刷　北京金康利印刷有限公司
经销　全国各地新华书店
书号　ISBN 978-7-5214-4786-6
定价　**25.00元**

获取新书信息、投稿、
为图书纠错，请扫码
联系我们。

# 试题部分

一、以下每一道考题下面有A、B、C、D、E五个备选答案。请从中选择一个最佳答案，并在答题卡上将相应题号的相应字母所属的方框涂黑。

1.学校健康教育的对象**不包括**
A.大学生
B.中学生
C.小学生
D.学龄前儿童
E.婴幼儿

2.**不属于**隔离对象的是
A.水痘病人
B.肾结石病人
C.麻疹病人
D.甲肝病人
E.感染性腹泻病

3.以下结核病中，传染性最强的是
A.骨结核
B.肾结核
C.肠结核
D.结核性脑膜炎
E.开放性肺结核

4.为预防老年人发生医院感染，**错误**的措施是
A.保持室内环境清洁
B.加强老年人的生活护理
C.保持病人的口腔和会阴卫生
D.使用小剂量抗生素预防感染
E.严格执行陪伴探视制度

5.**不属于**本能行为的是
A.躲避行为
B.睡眠行为
C.性行为
D.守法行为
E.摄食行为

6.造成三度原位菌群失调最常见的原因是
A.气管插管
B.中心静脉置管
C.导尿管
D.环境污染
E.大量使用广谱抗生素

7.对手术器械进行消毒灭菌时首选
A.等离子体灭菌
B.压力蒸汽灭菌
C.电离辐射灭菌
D.2%戊二醛浸泡灭菌
E.紫外线照射消毒

8.下列属虚证的临床症状是
A.体质多壮实
B.精神萎靡，声低气微
C.声高气粗
D.胸腹按之疼痛，胀满不减
E.脉象有力

9.进入人体组织或无菌器官的医疗用品必须
A.清洁
B.高水平消毒
C.灭菌
D.中水平消毒
E.低水平消毒

10.紫外线用于空气消毒时，其有效强度低于多少时应立即更换
A. $90\mu W/cm^2$
B. $80\mu W/cm^2$
C. $70\mu W/cm^2$
D. $60\mu W/cm^2$
E. $50\mu W/cm^2$

11.行为诊断的主要目的是
A.了解社会问题与健康问题的相关性
B.确定导致目标人群疾病或健康问题发生的行为危险因素
C.为确定干预的环境目标奠定基础
D.确定影响健康行为的因素
E.组织评估及资源评估

12.**不属于**抗感染药物作用机制的是
A.抑制细菌核酸的合成
B.干扰细菌细胞壁的合成
C.细菌缺乏药物的靶位点
D.影响细菌蛋白质的合成
E.损伤细菌的细胞膜

13.在交谈过程中，最佳的否定性反馈技巧是
A.直接指出存在的问题或错误言行

B.肯定正确的言行，回避错误言行或问题

C.先直接指出存在问题或错误言行，再肯定正确的方面

D.先肯定正确的方面，再直接指出存在问题或错误言行

E.先肯定正确的方面，再以建议的方式指出存在问题或错误言行

14.对无明确潜伏期的感染，入院多少小时后发生的感染属于医院感染

  A.24小时

  B.36小时

  C.48小时

  D.72小时

  E.96小时

15.不属于ICU管理原则的是

  A.定期进行空气和环境的消毒

  B.对患者实施必要的保护性医疗措施

  C.限定探视时间和探视人数

  D.提倡介入性监护方法

  E.严格执行消毒隔离措施

16.从组织的整体出发，全面考虑、统筹规划，体现了计划工作的

  A.弹性原则

  B.考核原则

  C.重点原则

  D.系统原则

  E.创新原则

17.针刺伤不易引起下面哪种感染

  A.梅毒

  B.艾滋病

  C.丙型肝炎

  D.乙型肝炎

  E.流行性出血热

18.管理的职能不包括

  A.计划职能

  B.组织职能

  C.人力资源职能

  D.领导职能

  E.经济职能

19.各部门、员工的期望与要求同组织总体期望与要求相一致，这是组织工作中的

  A.集权与分权相结合的原则

  B.责权一致原则

  C.目标统一原则

  D.有效管理幅度原则

  E.分工协作原则

20.组织有形要素中最主要的是

  A.人力

  B.物力

  C.财力

  D.信息

  E.时间

21.以下人群中，发生医院感染危险性相对最低的人群是

  A.长期住院病人

  B.新生儿

  C.择期手术的病人

  D.免疫功能低下的病人

  E.卧床病人

22."条条大道通罗马"，说明达成目标有多种途径，这句话对于沟通的启示是

  A.创造良好的沟通环境

  B.充分利用反馈机制

  C.使用恰当的沟通方式

  D.强化沟通能力

  E.学会有效聆听

23.预防手术部位感染，使用预防性抗菌药物的最佳时间是

  A.入住外科病房

  B.前3天

  C.术前1天

  D.术前30~60min

  E.术后1周内

24.进行化学消毒时，正确的防护措施是

  A.降低消毒液配制浓度

  B.缩短化学消毒时间

  C.注意环境通风及戴手套

  D.严禁加盖，以利于消毒液挥发

  E.减少单次消毒物品量

25.人际关系学说的提出者是

  A.麦格雷戈

  B.韦伯

  C.库尔特·卢因

  D.法约尔

  E.梅奥

26.选择紫外线消毒时，每立方米空间安装紫外线灯的瓦数应

  A.≥1.0W

  B.≥1.5W

  C.≥2.0W

  D.≥2.5W

  E.≥3.0W

27.为了深入了解某居民的吸毒史，社区护士可采取
　A.封闭式提问
　B.开放式提问
　C.偏向式提问
　D.探究式提问
　E.诱导式提问

28.<u>不属于</u>护理工作组织方式的是
　A.小组护理
　B.责任制护理
　C.循证护理
　D.功能制护理
　E.个案护理

29.电子媒介传播<u>不包括</u>
　A.电影
　B.电视
　C.投影
　D.演讲
　E.广播

30.以下可以达到灭菌水平的化学消毒剂是
　A.含氯制剂
　B.环氧乙烷
　C.复方氯己定
　D.碘酊
　E.碘伏

31.护理质量管理标准化的表现形式<u>不包括</u>
　A.系列化
　B.统一化
　C.规格化
　D.同质化
　E.规范化

32.PDCA中"D"的含义是
　A.deal（分配）
　B.do（执行）
　C.damage（损害）
　D.data（数据）
　E.daily（每天）

33.门诊教育的主要内容是有关
　A.患者病因的教育
　B.医院环境的教育
　C.常见病防治的教育
　D.医院生活制度的教育
　E.患者治疗原则的教育

34.关于隔离技术的叙述，<u>不正确</u>的是
　A.同一类传染病患者可住同一房间，床距应保持1m

以上
　B.经空气传播疾病的患者应使用有负压装置的隔离病房
　C.护理有切口感染的患者时需戴手套
　D.HIV感染患者出院后，病房的所有被服应焚烧处理
　E.传染病患者的血压计、听诊器应与其他患者分开使用

35.决定人类本能行为的主要因素是人的
　A.生物性
　B.成长性
　C.学习性
　D.社会性
　E.适应性

36.主要经粪–口传播的肝炎病毒为
　A.甲型肝炎病毒、丙型肝炎病毒
　B.甲型肝炎病毒、戊型肝炎病毒
　C.乙型肝炎病毒、丙型肝炎病毒
　D.乙型肝炎病毒、戊型肝炎病毒
　E.甲型肝炎病毒、乙型肝炎病毒

37.目标管理的特点<u>不包括</u>
　A.强调整体性管理
　B.强调管理者和被管理者共同参与
　C.强调自我管理
　D.强调自我评价
　E.强调下级服从上级

38.医院儿科10日内共收住患儿40例，其中新生儿病房10例，有2例发生轮状病毒感染，则新生儿轮状病毒感染的罹患率为
　A.5%
　B.10%
　C.15%
　D.20%
　E.25%

39.以社会关系为基础，不受组织的监督，自由选择沟通渠道的沟通方式为
　A.垂直沟通
　B.非正式沟通
　C.横向沟通
　D.正式沟通
　E.全通道式沟通

40.医院感染监测中，查阅病历的重点对象<u>不包括</u>
　A.细菌及真菌培养阳性的病人
　B.长期使用免疫抑制剂的病人
　C.接受过手术或侵入性操作的病人
　D.恶性肿瘤和长期卧床的病人
　E.女性和少数民族病人

41.办公室只有一台计算机，甲、乙两个护士都想在同一天使用，经过协商，护士甲在上午用，护士乙在下午用。这种解决冲突的方法是
A.强制
B.合作
C.回避
D.迁就
E.妥协

42.**不符合**人际传播特点的是
A.全身心的传播
B.以个体信息为主
C.含情感信息传播
D.具有及时反馈性
E.具有自我总结性

43.**不属于**人际传播的非语言传播技巧的是
A.动态体语
B.肯定性语言
C.时空语
D.同类语言
E.仪表形象

44.组织沟通的作用**不包括**
A.联系
B.激励
C.创新
D.控制
E.反馈

45.关于组织有效沟通原则的叙述，**错误**的是
A.信息明确原则
B.及时性原则
C.书面沟通原则
D.组织结构完整性原则
E.重视交谈与倾听技巧的原则

46.B-D试验用于常规监测的时间是
A.每日开始灭菌前
B.每日灭菌结束后
C.新安装的灭菌器
D.灭菌器维修后
E.每日下班前

47.人体内的正常菌群大部分是
A.需氧菌
B.厌氧菌
C.寄生菌
D.杆菌
E.球菌

48.在管理决策的过程中，护理管理者所应用的最简单、最常用的管理方法是
A.集体决策法
B.头脑风暴法
C.德尔菲法
D.个人判断法
E.电子会议法

49.有效控制系统的特征**不包括**
A.目的性
B.及时性
C.客观性
D.预防性
E.真实性

50.按照规定，拥有1000张病床医院的医院感染发病率应低于
A.7%
B.8%
C.9%
D.10%
E.15%

51.领导生命周期理论中，领导行为进行逐步推移的程序是
A.低工作与高关系→低工作与低关系→高工作与低关系→高工作与高关系
B.低工作与高关系→高工作与低关系→低工作与低关系→高工作与高关系
C.高工作与低关系→高工作与高关系→低工作与低关系→高工作与低关系
D.高工作与低关系→低工作与高关系→高工作与高关系→低工作与低关系
E.高工作与低关系→高工作与高关系→低工作与高关系→低工作与低关系

52.下列物品消毒灭菌效果合格的是
A.化学消毒剂的细菌含量为150CFU/ml
B.使用中紫外线灯管的照射强度为80μW/cm$^2$
C.消毒后的喉镜细菌菌落总数为30CFU/件
D.透析器入口液的细菌菌落总数为500CFU/ml
E.透析器出口液的细菌菌落总数为2500CFU/ml

53.冲突双方都必须以放弃部分利益为前提，在一定程度上满足对方部分需要的冲突解决方式是
A.合作
B.回避
C.妥协
D.迁就
E.退让

54. 根据健康教育诊断，**不属于**高可变性行为是
    A. 社会不赞成的行为
    B. 正处在发展时期的行为
    C. 与文化传统不相关的行为
    D. 与生活方式及风俗习惯不密切的行为
    E. 既往无成功改变实例的行为

55. 关于非正式组织的叙述，正确的是
    A. 具有明确的分工
    B. 有明确的组织目标
    C. 能够促进组织的变革
    D. 具有正式的组织结构和职务关系
    E. 是在组织成员感情相投的基础上成立的

56. 下列属于人员管理基本原则的是
    A. 以人为本原则
    B. 责权一致原则
    C. 经济效能原则
    D. 用人之长原则
    E. 合理结构原则

57. 健康教育学相关基础理论学科**不包括**
    A. 行为科学理论
    B. 传播学理论
    C. 预防医学理论
    D. 教育学理论
    E. 伦理学理论

58. 促进健康行为的特点**不包括**
    A. 有利性
    B. 和谐性
    C. 一致性
    D. 规律性
    E. 灵活性

59. 目标管理的基本精神是
    A. 员工参与管理
    B. 强调有效地反馈
    C. 以自我管理为中心
    D. 重视成果
    E. 强调自我评价

60. 护士在工作中感到要不断学习才能适应和胜任护理工作，自我要求继续学习成长，在不影响临床工作的前提下宜选择的学习方式是
    A. 脱产学习
    B. 半脱产学习
    C. 进修学习
    D. 自学或参加临床培训
    E. 参加学习班

61. 进行肌内注射时，关于皮肤消毒的叙述，**错误**的是
    A. 消毒方法以注射或穿刺部位为中心，由内向外逐步涂擦
    B. 用无菌棉签浸润含有效碘5000mg/L的消毒液消毒1遍
    C. 进针时手不可接触消毒部位皮肤
    D. 无菌棉签应边消毒边旋转
    E. 无菌棉签蘸有消毒液后前段必须保持向下

62. 护士的绩效考核由所在护理单元护士长进行，护理单元护士长的考核由科护士长进行，这种方式属于绩效考核的
    A. 自我评价
    B. 同行评价
    C. 下属评价
    D. 直接领导评价
    E. 360度评价

63. 医院感染中，泌尿道感染的主要致病病原体是
    A. 表皮葡萄球菌
    B. 不动杆菌
    C. 大肠埃希菌
    D. 支原体
    E. 衣原体

64. 某病区护士长决定对全天的工作日程列出清单。根据ABC时间管理法，优先要完成的是
    A. 书写工作手册
    B. 参与病人抢救
    C. 检查护士文件书写质量
    D. 制定年轻护士培训计划
    E. 召开病人座谈会

65. 护士要为甲、乙两位病人更换引流袋，其操作过程正确的是
    A. 洗手－戴手套－换甲病人引流袋－换乙病人引流袋－摘手套－洗手
    B. 洗手－戴手套－换甲病人引流袋－洗手－换乙病人引流袋－摘手套－洗手
    C. 洗手－戴手套－换甲病人引流袋－换手套－换乙病人引流袋－摘手套－洗手
    D. 洗手－戴手套－换甲病人引流袋－摘手套－洗手－戴手套－换乙病人引流袋－摘手套－洗手
    E. 洗手－戴手套－换甲病人引流袋－摘手套－洗手－换乙病人引流袋－洗手

66. 患者，男，38岁，入院后血液检查梅毒抗体阳性，该患者病房的环境物品消毒措施中，最合理的是
    A. 床头柜等物体表面用500mg/L含氯消毒剂擦拭
    B. 床头柜等物体表面用1000mg/L含氯消毒剂擦拭
    C. 床头柜等物体表面用2000mg/L含氯消毒剂擦拭

D.马桶用2000mg/L含氯消毒剂擦拭

E.被服采用高压灭菌或焚烧处理

67.患者,男,78岁。患慢性支气管炎30年,有吸烟史35年,每天抽烟2包,护士拟对其进行戒烟相关的健康教育,首先

A.评估教育需求

B.确定教育目标

C.制定教育计划

D.实施教育计划

E.评价教育效果

68.患者,男,57岁。因发现血糖升高5年,波动2天,收住入院,护士对其进行入院健康教育,内容**不包括**

A.医院制度

B.医护人员

C.饮食控制

D.医院环境

E.定期复查

69.某护士护理一位炭疽患者,关于治疗后产生的废弃物和有机垃圾的处理方法,正确的是

A.深埋2米以下

B.置双层黑色密封塑料袋内

C.用浓度为4000mg/L含氯消毒剂处理后弃之

D.环氧乙烷熏蒸后弃之

E.焚烧处理

70.某护士在下班回家时正巧碰到一突发心脏骤停的患者倒在路旁,立即上前为患者进行心肺复苏,从而挽回了患者的生命,护士长在科室早会上对其给予口头表扬。此时护士长行使的权力属于

A.决策权

B.指挥权

C.用人权

D.经济权

E.奖惩权

71.患者,男,47岁,头晕、头痛1周,以"高血压"收入院。测血压180/100mmHg,责任护士对患者及其家属进行高血压饮食、药物治疗的健康宣教,健康教育类型属于

A.入院教育

B.病房教育

C.出院教育

D.随诊教育

E.门诊教育

72.为改变一个人的吸烟行为,使其戒烟,首先使吸烟者了解吸烟的危害和戒烟的益处,掌握如何戒烟的方法,从而使戒烟者形成吸烟危害健康的信念,产生自

觉、自愿戒烟的积极态度,最终产生戒烟的行为,此过程称为

A.健康信念模式

B.知信行模式

C.自然发展模式

D.社会心理模式

E.有效性认识模式

73.乳腺癌患者自发成立联谊会,定期开展交流活动,该传播活动的类型属于

A.人际传播

B.群体传播

C.大众传播

D.组织传播

E.自我传播

74.居民,男,62岁。身高1.75米,体重88千克。已确诊患高血压和糖尿病,该居民平素喜爱高热量、高蛋白和高脂肪的"三高"食物。在社区健康促进活动中,护士希望按照健康信念模式帮助该居民采取健康的饮食行为。按照健康信念模式,护士帮助该居民首先

A.了解高血压和糖尿病的遗传因素

B.认识到"三高"饮食危害健康的严重性

C.树立预防疾病、采取健康饮食行为的态度

D.了解采取健康饮食行为将得到的益处

E.戒除"三高"饮食,建立健康饮食行为的信念

75.护士在孕妇学校为孕妇们进行产前教育。围绕"我怎么知道自己临产?"进行讨论,该护士运用群体传播的方式进行健康教育,其最大的优点是

A.讨论主题明确

B.分成小组讨论

C.选择好时间

D.选择好地点

E.排列好座位

76.某行人过马路时突然有一辆车驶过来,该行人立即退回以躲避车辆。属于人类行为的哪一种适应形式

A.反射

B.自我控制

C.调试

D.应对

E.应激

77.患者气管切开行呼吸机支持,预防呼吸机相关性肺炎(VAP)的护理措施**不包括**

A.做好气道护理

B.呼吸机的湿化器使用无菌水

C.防止冷凝水倒流

D.预防性使用广谱抗生素

E.呼吸机管道视情况定期更换

78.男，19岁，大二学生。同宿舍同学感染肺结核使其感到害怕，并在日常生活中保持充足睡眠和适量的体育锻炼，他的这种行为属于

A.避开有害危险行为

B.日常健康行为

C.戒除不良嗜好行为

D.预警行为

E.违规行为

79.考虑到很多老年人听力不好，在演讲时使用扩音器是遵循了健康传播的哪项原则

A.准确性原则

B.针对性原则

C.速度快原则

D.经济性原则

E.指导性原则

80.患者，男，39岁，因肾绞痛急诊，在某医院肌内注射哌替啶50mg后疼痛缓解。2天后自觉注射部位疼痛，4天后就诊，查体：局部压痛，皮肤发红、皮温增高，有波动感，穿刺抽出少许黄色脓液，应考虑为

A.注射部位感染，属于医院感染

B.注射部位感染，不属于医院感染

C.无菌性化脓，属于医院感染

D.无菌性化脓，不属于医院感染

E.自身感染

81.患者，男，60岁，患高血压20余年，接受健康教育过程中，不符合受者心理特点的是

A.求真

B.求新

C.求多

D.求短

E.求近

82.新年伊始，急诊科护士长制定新一年护理管理目标，她拿出护理部的护理工作管理目标认真阅读，并根据护理部的要求制定了急诊科的工作计划和目标，这种做法遵循的原则是

A.管理层次的原则

B.有效管理幅度的原则

C.责权一致的原则

D.精干高效的原则

E.下级和上级目标一致的原则

83.某医院心脏外科接到院里收治西藏地区先心病患者的重大救治任务，该科室护士长将护士甲和护士乙这两

名年资高和经验丰富的护士组织起来，让她们制定出了详细的护理计划，护理部认可通过后将此次任务的主要护理工作交与她俩。该护士长的授权方式属于

A.弹性授权

B.引导授权

C.不充分授权

D.制约授权

E.逐渐授权

84.某科室实施围产期保健健康教育计划半年后，95%的孕妇能说出产前检查的好处；100%的孕妇相信她们能够用母乳喂养自己的孩子；100%的产妇能够掌握母乳喂养的技巧，这实现了健康教育规划目标中的

A.总体目标

B.教育目标

C.行为目标

D.健康目标

E.知识目标

二、以下提供若干组考题，每组考题共同用在考题前列出的A、B、C、D、E五个备选答案，请从中选择一个与考题关系密切的答案，并在答题卡上将相应题号相应字母所属的方框涂黑，每个备选答案可能被选择一次、多次或不被选择。

（85~86题共用备选答案）

A.源于组织外部可能的威胁或不利影响

B.源于组织外部可能存在的机遇

C.评估组织内部劣势

D.评估组织内部优势

E.整个组织的资源

85.评估组织资源时可进行SWOT分析，其中O是指

86.评估组织资源时可进行SWOT分析，其中S是指

（87~89题共用备选答案）

A.口头传播

B.文字传播

C.影像传播

D.电子媒介传播

E.形象传播

87.社区为痛风患者举办"痛风的护理"主题讲座属于

88.在橱窗中陈列食物金字塔模型提倡健康饮食属于

89.护士给病人发放健康教育手册属于

（90~91题共用备选答案）

A.3天

B.5天

C.7~10天

D.14天

E.4~8周

90.治疗败血症的抗菌药物一般用至体温正常、病情好转后

91.治疗心内膜炎的抗菌药物一般用至体温正常、病情好转后

（92~93题共用备选答案）

A.棉布口罩

B.单层口罩

C.外科口罩

D.医用防护口罩

E.防护面罩

92.对经飞沫传播疾病的隔离预防，要求进入室内的工作人员至少应佩戴

93.对经空气传播疾病的隔离预防，要求进入室内的工作人员至少应佩戴

（94~96题共用备选答案）

A.全面质量管理

B.PDCA管理

C.QUACERS管理

D.分层次管理

E.标准化管理

94.上述管理模式中，被称为"戴明循环"的是

95.ISO9001质量管理体系属于

96.预防医疗事故最有效的管理方法是

（97~98题共用备选答案）

A.形成评价

B.过程评价

C.效应评价

D.结局评价

E.总结评价

97.评价计划、设计阶段进行目标人群选择、策略确定、方法设计是

98.对目标人群因健康教育项目所导致的相关行为及其影响因素的变化进行的评价是

（99~100题共用备选答案）

A.仪器设备完好率

B.运行病历合格率

C.静脉输液操作合格率

D.一人一针一管执行率

E.出院病人满意率

99.属于基础护理质量评价指标的是

100.属于终末质量评价指标的是

# 答案与解析

| 1 | 2 | 3 | 4 | 5 | 6 | 7 | 8 | 9 | 10 |
|---|---|---|---|---|---|---|---|---|---|
| E | B | E | D | D | E | B | B | C | C |
| 11 | 12 | 13 | 14 | 15 | 16 | 17 | 18 | 19 | 20 |
| B | C | E | C | D | D | E | E | C | A |
| 21 | 22 | 23 | 24 | 25 | 26 | 27 | 28 | 29 | 30 |
| C | C | D | C | E | B | D | C | D | B |
| 31 | 32 | 33 | 34 | 35 | 36 | 37 | 38 | 39 | 40 |
| D | B | C | D | A | B | E | D | B | E |
| 41 | 42 | 43 | 44 | 45 | 46 | 47 | 48 | 49 | 50 |
| E | E | B | E | C | A | B | A | D | D |
| 51 | 52 | 53 | 54 | 55 | 56 | 57 | 58 | 59 | 60 |
| C | B | C | E | E | D | E | E | C | D |
| 61 | 62 | 63 | 64 | 65 | 66 | 67 | 68 | 69 | 70 |
| B | D | C | A | D | A | E | E | E | E |
| 71 | 72 | 73 | 74 | 75 | 76 | 77 | 78 | 79 | 80 |
| B | B | B | B | A | A | D | B | A | A |
| 81 | 82 | 83 | 84 | 85 | 86 | 87 | 88 | 89 | 90 |
| C | E | C | B | B | D | A | E | B | C |
| 91 | 92 | 93 | 94 | 95 | 96 | 97 | 98 | 99 | 100 |
| E | C | D | B | E | A | A | C | A | E |

1.解析：学校健康教育的对象主要包括幼儿园、小学、中学以及大学的在校学生。

2.解析：肾结石病人没有传染性，不会传染给其他病人，因此无须隔离。

3.解析：开放性肺结核是指肺结核进展期与部分好转期患者，其痰中经常有结核菌排出，具有较强的传染性，故必须隔离治疗。

4.解析：使用抗生素不属于预防医院感染的措施。

5.解析：守法行为属于后天通过学习获得的行为，属于社会行为。

6.解析：三度菌群失调是指原正常菌群大部分被抑制，只有少量菌种占决定性优势。发生原因常为大量广谱抗生素的应用使大部分正常菌群消失，而代之以暂居菌或外袭菌，并大量繁殖成为该部位的优势菌。

7.解析：手术器械应首选压力蒸汽灭菌器进行灭菌。

8.解析：虚证是指人体的正气不足，脏腑功能衰退所表现的证候，多见于素体虚弱，后天失调，或久病、重病之后。体质多壮实，声高气粗，胸腹按之疼痛，胀满不减，脉象有力均属实证，为邪气过盛、脏腑功能亢盛所表现出来的证候。

9.解析：凡是进入人体组织或无菌器官的医疗用品必须达到灭菌水平才可使用。

10.解析：紫外线用于空气消毒时，应监测其有效强度，当有效强度低于$70\mu W/cm^2$时，应立即更换。

11.解析：行为诊断的主要目的是确定导致目标人群疾病或健康问题发生的行为危险因素。

12.解析：抗感染药物主要的作用机制包括：抑制细菌核酸的合成，损伤细菌的细胞膜，影响细菌蛋白质的合成，干扰细菌细胞壁的合成。

13.解析：如果要否定对方的行为，应先肯定其正确之处，再以建议的方式指出对方的问题或错误言行。

14.解析：无明确潜伏期的感染，规定入院48小时后发生的感染为医院感染。

15.解析：介入性监护方法不利于ICU内感染的控制，不属于ICU的管理原则。

16.解析：系统原则是指从组织的整体出发，全面考虑、统筹规划。

17.解析：流行性出血热又称肾综合征出血热，是由流行性出血热病毒（汉坦病毒）引起的，以鼠类为主要传染源的自然疫源性疾病。

18.解析：管理的五大职能分别为计划、组织、控制、领导、人员管理。

19.解析：目标统一原则是指在建立组织结构时，要有明确的目标，并使各部门、个人的目标与组织的总体目标相一致。

20.解析：人是组织中最主要的有形要素。

21.解析：医院感染的高危人群包括：免疫力低下者、长期卧床者、长期住院者、新生儿等。

22.解析："条条大道通罗马"，说的正是达成目标可有多种途径。在人际沟通的过程中，应根据情境，使用恰当的沟通方式，从而达成目标。

23.解析：为预防手术部位感染，应在术前30~60分钟使用抗菌药物。

24.解析：使用化学药物消毒时，应戴手套，注意环境通风。

25.解析：人际关系学说的提出者是梅奥。

26.解析：选择紫外线灯消毒时，安装紫外线灯的数量平均为 $\geq 1.5W/m^3$，照射时间 $\geq 30$ 分钟。

27.解析：探究式提问所提问题为探索究竟、追究原因的问题，如"为什么"，以了解对方某一认识或行为产生的原因。为了深入了解某居民的吸毒史可采用探究式提问。

28.解析：护理工作组织方式包括：个案护理、功能制护理、责任制护理和小组护理。

29.解析：演讲属于口头传播。

30.解析：环氧乙烷、戊二醛等化学消毒剂可达到灭菌水平。

31.解析：护理质量管理标准化的表现形式包括系列化、统一化、规格化和规范化。

32.解析：PDCA循环又称质量环，其中，P（plan）指计划，D（do）指执行，C（check）指检查，A（action）指行动。

33.解析：门诊教育是指在门诊针对治疗过程中对患者所进行的健康教育。门诊教育往往根据不同季节、地域，侧重于常见病的防治教育。

34.解析：HIV感染患者出院后，病房里的被服可用暴晒法消毒。

35.解析：人的生物性决定了人的本能行为。

36.解析：甲型肝炎、戊型肝炎通过粪-口传播，乙型肝炎、丙型肝炎、丁型肝炎通过血液、体液传播。

37.解析：目标管理强调员工参与管理，由上下级共同商定，依次确定各种目标。

38.解析：医院感染罹患率是指处于危险人群中新发生医院感染的频率，其分母必须是暴露于危险因素中的病人数，分子是同一危险因素所致医院感染新发病例数。医院感染罹患率=2/10×100%=20%。

39.解析：非正式沟通是在正式沟通渠道之外的信息交流和传递，它是以社会关系为基础的沟通方式。它不受组织的监督，自由选择沟通渠道，如朋友聚会、小道消息等。

40.解析：女性和少数民族病人不属于医院感染重点监测的对象。

41.解析：甲、乙两个护士都想在同一天使用同一台计算机，经过协商，相互妥协，最后护士甲上午用，护士乙下午用。

42.解析：人际传播是信息在个体与个体之间的传播，其主要形式是面对面传播，包括语言信息和非语言信息（情感等）的传播。其主要特点包括全身心传播，以个体化信息为主，反馈及时。

43.解析：人际传播的非语言传播技巧包括动态体语、仪表形象、同类语言和时空语。

44.解析：组织沟通的作用包括：联系与协调、激励、改善人际关系、创新、控制等。

45.解析：有效沟通的原则：①目的明确和事先计划原则；②信息明确原则；③及时原则；④合理使用非正式沟通的原则；⑤组织结构完整性原则。

46.解析：预真空压力蒸汽灭菌器每天开始灭菌前进行B-D测试。B-D测试合格后，灭菌器方可使用。

47.解析：人体内的正常菌群绝大部分是厌氧菌，它们在人体特定部位定植，且密度极高，与定植区的黏膜上皮细胞有密切的关系。

48.解析：集体决策可集中个体的智慧，是护理管理者所应用的最简单、最常用的管理方法。

49.解析：有效控制系统的特征包括：目的性、及时性、客观性和真实性。

50.解析：《医院感染管理规范》规定100张病床以下、100~500张病床、500张病床以上的医院感染发病率应分别低于7%、8%和10%。

51.解析：领导生命周期理论中，工作行为与领导行为构成了四个阶段，即高工作与低关系→高工作与高关系→低工作与高关系→低工作与低关系。

52.解析：新紫外线灯管的照射强度不低于$90\mu W/cm^2$，使用中紫外线灯管的照射强度不得低于$70\mu W/cm^2$。

53.解析：妥协是指冲突双方必须以放弃部分利益为前提，在一定程度上满足对方的部分需要。

54.解析：既往无成功改变实例的行为属于低改变行为。

55.解析：非正式组织是指组织成员在情感相投的基础上，有共同的兴趣爱好而形成的小群体。由于其重要功能是为了满足个人需要，自觉地进行相互帮助，因此又称心理社会体系。

56.解析：人员管理应遵循用人之长、避人所短的原则。

57.解析：健康教育学在融合预防医学、行为科学、传播学、管理科学等学科理论知识的基础上，已初步形成了自己的理论和方法体系。

58.解析：促进健康行为的特点包括有利性、和谐性、一致性和规律性。

59.解析：目标管理的基本精神是以自我管理为中心。目标的实施由目标责任者自我进行，通过自身监督与衡量，不断修正自己的行为，以实现目标。

60.解析：护士自我要求继续学习成长，如不影响临床工作，无法脱产或半脱产学习，宜选择自学或参加临床培训。

61.解析：肌内注射时应用无菌棉签浸润含有效碘5000mg/L的消毒液消毒2遍。

62.解析：科护士长属于护理单元护士长的直接上司，护理单元护士长的考核由科护士长进行，这种方式属于绩效考核的直接领导评价。

63.解析：医院感染中，泌尿道感染最主要的病原体是大肠埃希菌。

64.解析：根据ABC时间管理法，A级为最重要且必须优先完成的目标。参与病人抢救即为A类目标，应优先完成。

65.解析：护士为病人更换引流袋前应洗手、戴手套，更换完引流袋后应摘手套、洗手。为不同病人更换时，应先摘下手套后洗手，再重新戴手套。

66.解析：梅毒患者使用过的家具表面用含氯消毒剂（250~500mg/L）擦拭等方法消毒。患者用过的便器，特别是马桶，用0.2%过氧乙酸或500mg/L含氯消毒剂擦拭即可。

67.解析：开展健康教育的第一步是评估服务对象的健康教育需求。

68.解析：定期复查属于出院教育的内容。

69.解析：对炭疽患者用过的治疗废弃物和有机垃圾应全部焚烧。

70.解析：护士长对护士的救人行为进行表扬，履行了护士的奖惩权。

71.解析：病房教育是指医护人员在患者住院期间对患者及家属进行的教育，主要包括患者所患疾病的病因、症状、并发症、治疗原则、饮食等知识，以提高患者的依从性。

72.解析：知信行模式认为：知识是前提，信念是动力，行为是目标。使某人戒烟，首先使其了解吸烟危害方面的知识，从而使其产生戒烟的积极态度，最终产生戒烟的行为，本题中的行为依据的理论模式即为知信行模式。

73.解析：群体传播是指信息传播在小群体成员之间进行，是一种双向性的直接传播。乳腺癌患者自发成立联谊会，定期开展交流活动，即为群体传播。

74.解析：根据健康信念模式，要帮助居民成功建立健康的行为，首先应帮助个体认识到某行为导致患病的概率及患病后的严重后果。

75.解析：护士选择需求相同的孕妇进行产前教育，围绕"我怎么知道自己临产？"进行讨论，这种群体传播的方法可使讨论主题明确。

76.解析：人体通过"反射弧"对外界刺激做出反应的方式称反射。最基本的反射与本能行为相联系，如一个人看到高空坠落的物体，会立即躲开。

77.解析：预防性使用广谱抗生素不属于预防呼吸机相关性肺炎的策略。

78.解析：日常健康行为包括均衡饮食、睡眠充足、规律体育锻炼等。

79.解析：考虑到老年人听力不好，在演讲时使用扩音器，确保演讲内容能准确地传递给老年听众。

80.解析：患者肌内注射2天后注射部位疼痛，4天后就诊发现注射部位皮肤发红、皮温增高，有波动感，穿刺抽出少许黄色脓液，考虑为在院内引起的注射部位感染。

81.解析：在人际传播的过程中，受者的心理特点是求真、求新、求短、求近。

82.解析：急诊科护士长根据护理部的工作目标制定本科室的工作目标，体现了下级和上级目标一致的原则。

83.解析：护士长将科室的重大救治任务的护理计划制定交给两名年资高和经验丰富的护士，这体现了授权，但等两名护士做出的计划被护理部认可后才将救治任务交给两名护士，体现了不充分授权。

84.解析：教育目标应列出具体的时间期限，知识、行为目标的达标率。

85~86题解析：SWOT分别代表：优势（Strength）、劣势（Weakness）、机会（Opportunity）、威胁（Threat）。

87.解析：主题讲座利用口头语言传播，属于口头传播。

88.解析：在橱窗中陈列食物金字塔模型属于形象传播。

89.解析：健康教育手册属于文字材料，护士给病人发放健康教育手册属于文字传播。

90.解析：治疗败血病的抗菌药物一般用至体温正常、病情好转后7~10天。

91.解析：治疗心内膜炎的抗菌药物一般用至体温正常、病情好转后4~8周。

92.解析：对经飞沫传播疾病的隔离预防，进入室内的工作人员至少应戴外科口罩。

93.解析：医务人员接触通过空气传播的呼吸道传染病患者时至少应戴医用防护口罩。

94.解析：戴明提出的是PDCA循环。

95.解析：1SO9001质量管理体系属于标准化质量管理体系。

96.解析：对医疗护理的各个环节进行全面质量管理是预防医疗事故最有效的管理方法。

97.解析：形成评价是对项目计划进行的评价活动，是一个完善项目计划、避免工作失误的过程，包括评价计划、设计阶段、进行目标人群选择、策略确定、方法设计等。

98.解析：效应评价是对目标人群因健康教育项目所导致的相关行为及其影响因素的变化进行评价。

99.解析：基础护理质量是指前期配置的人、物、仪器设备等的质量。仪器设备完好率即为基础护理质量评价指标。

100.解析：终末质量评价即评价护理服务的最终结果，出院病人满意率即为终末质量评价指标。

# 2025

## 护理学（中级）

## 单科 一次过

### 全真模拟试卷与解析
### ——相关专业知识

全真模拟试卷（六）

全国卫生专业技术资格考试研究专家组　编写

中国健康传媒集团

中国医药科技出版社

## 内 容 提 要

　　本书根据最新考试大纲要求，通过分析历年考试真题，并在研究命题规律的基础上精心编写而成。供考生进行模拟自测，梳理对知识点的掌握程度，顺利通关考试。本套试卷分为试题和答案及解析两大部分，以便学生自测后核对答案。试卷中题型、题量及题目难易程度与考试真题保持高度一致，考生根据自己未通过的科目选择相应的试卷即可。

**图书在版编目（CIP）数据**

2025护理学（中级）单科一次过全真模拟试卷与解析.
相关专业知识 / 全国卫生专业技术资格考试研究专家组
编写. -- 北京：中国医药科技出版社，2024.9.（2025.3重印）
（护考应急包）. -- ISBN 978-7-5214-4786-6

　Ⅰ. R47-44

中国国家版本馆CIP数据核字第2024M9J853号

**美术编辑**　陈君杞

**版式设计**　南博文化

出版　**中国健康传媒集团** | 中国医药科技出版社

地址　北京市海淀区文慧园北路甲22号

邮编　100082

电话　发行：010-62227427　邮购：010-62236938

网址　www.cmstp.com

规格　889 × 1194mm $\frac{1}{16}$

印张　6

字数　222千字

版次　2024年9月第1版

印次　2025年3月第3次印刷

印刷　北京金康利印刷有限公司

经销　全国各地新华书店

书号　ISBN 978-7-5214-4786-6

定价　**25.00元**

获取新书信息、投稿、
为图书纠错，请扫码
联系我们。

# 试题部分

一、以下每一道考题下面有A、B、C、D、E五个备选答案，请从中选择一个最佳答案，并在答题卡将相应题号的相应字母所属的方框涂黑。

1.患者，男，56岁。因肝硬化失代偿期入住综合医院消化内科。检查发现患乙肝大三阳，后因上消化道出血抢救无效死亡。进行终末消毒时的做法**不正确**的是
A.病室开窗通风
B.消毒过程中，禁止无关人员进入消毒区域
C.被服先清洗后再消毒
D.棉服、床垫、枕芯等日光暴晒6小时
E.地面用消毒液擦拭

2.患者，女，62岁。因乏力、纳差、腹胀、尿黄1周入院，检查结果显示：抗HEV（+）。下列隔离措施中**不恰当**的是
A.患者的呕吐物及排泄物应随时消毒、然后弃去
B.室内保持无蝇、无蟑螂
C.接触患者时穿隔离衣
D.绝不可与其他病种的患者同住一室
E.患者的生活用具应专用

3.患者，男，38岁，患炭疽。正确处理患者用过的治疗废弃物的方式为
A.浸泡
B.煮沸
C.熏蒸
D.深埋
E.焚烧

4.目标管理法最大的缺点是
A.需要投入更多的物质激励
B.对员工绩效评估的公开性和透明性差
C.不能很好地激励员工
D.需要的时间短
E.过分强调数量或短期目标而忽视质量或长期目标

5.患者因左下肢气性坏疽住院，对其换下的敷料应进行的处理是
A.甲醛熏蒸消毒
B.含氯消毒剂浸泡
C.紫外线消毒
D.高压蒸汽灭菌
E.焚烧

6.某护士上夜班时，有一位患者家属在晚上十点半探视时间以后执意要进入病房探视，该护士担心影响患者休息加以阻拦，但患者家属不听劝阻，并与其发生争执，第2天还到护士长处投诉。护士长首先应做的是
A.向家属解释
B.向家属道歉
C.了解情况
D.告诉医生
E.训斥该护士

7.患者，男，56岁。行疝修补术后1周，手术切口处红、肿、热、痛，伴少量脓性分泌物渗出，脓液细菌培养为阳性。应诊断为
A.深部组织感染，不属于医院感染
B.表浅切口感染，属于医院感染
C.表浅切口感染，不属于医院感染
D.深部组织感染，属于医院感染
E.交叉感染

8.以下应贯穿于健康教育过程始终的步骤是
A.健康教育评价
B.健康教育诊断
C.健康教育评估
D.健康教育干预
E.健康教育计划

9.关于影响健康信息传播效果的主要因素，最全面、准确的表述是包括传播者、信息、传播途径、受者以及
A.自然环境和社会环境
B.文化习俗
C.社会经济状况
D.传播场所环境
E.政策法规

10.下列关于刮痧的叙述，错误的是
A.一般要求先刮颈项部，再刮脊椎两侧
B.有出血性疾病者不能刮痧
C.患者过于饥饿、疲劳时不宜刮痧
D.不能及时出痧时应用力刮
E.刮痧后应禁食生冷、油腻之品

11.以下可能传播艾滋病病毒的途径为
A.共用浴具
B.拥抱
C.输血

1

D.握手

E.同桌进餐

12.某护士准备应用健康教育程序为一例结肠造口患者进行健康教育,制定的教育计划内容**不包括**

A.教育人员

B.教育场所

C.教育目标

D.教育时间

E.教育工具

13.促进健康行为的特点**不包括**

A.一致性

B.有利性

C.规律性

D.和谐性

E.稳定性

14.某三甲医院将护理业务技术管理分为若干项目,逐项进行循环管理的管理模式是

A.按病种循环管理

B.定位循环管理

C.按病例循环管理

D.按程度循环管理

E.定向循环管理

15.外科手术总的预防用药时间一般**不超过**

A.48小时

B.36小时

C.用至患者出院

D.72小时

E.24小时

16.护理部在整体规划下,进行明确分工,并在其基础上进行有效综合,这一管理原则是

A.动力原则

B.能级原则

C.整分合原则

D.参与管理原则

E.反馈原则

17.护士长交代护士准备一次卵巢癌的护理查房,护士首先应该做的是

A.确定主持人

B.选择相关的人员组成小组

C.明确讨论主题

D.选择时间和地点

E.排列座位

18.某医院为满足患者需求进行科室扩建,编制床位由原来的500张增至现在的800张,临床护士严重短缺,

医院为填补护理工作岗位空缺,招聘了多名护士并进行培训。医院在制定岗位数量时应遵循的原则**不包括**

A.结构合理

B.经济效能

C.以岗位为中心

D.动态调整

E.优化组合

19.患者,男,25岁。因开放性肺结核住进传染病医院结核科治疗。结核病属于空气传播的传染病,需要采取必要的隔离措施。下列措施**不正确**的是

A.进行可能产生喷溅的诊疗操作时,应戴防护面罩,穿防护服

B.当患者病情允许时,应戴外科口罩,并限制其活动范围

C.医务人员进入隔离病房应戴N95口罩

D.医务人员进入隔离病房应戴外科口罩

E.有条件者将患者安排在隔离病房

20.根据受传者对信息的选择性,受传者更容易接受或记住的信息是

A.与自己观念一致的信息

B.令自己气愤的信息

C.令自己反感的信息

D.令自己费解的信息

E.与自己无关的信息

21.患儿,男,4岁。1周前因急性化脓性扁桃体炎入院治疗,昨日患儿出现腹泻症状,病原学检测为轮状病毒感染。该患儿最有可能发生了

A.医源性感染

B.环境感染

C.非医源性感染

D.自身感染

E.交叉感染

22.患者,男,39岁。因葡萄球菌肺炎收住入院。经抗菌药物治疗10天后,体温仍达38℃,痰液由黄转白,痰培养检出白色念珠菌,经抗真菌治疗后体温恢复正常,咳嗽、咳痰明显减少,考虑为

A.真菌二重感染,不属于医院感染

B.并发症,不属于医院感染

C.真菌二重感染,属于医院感染

D.新的致病菌感染

E.菌群交替症

23.某病区护士长,与本病区的护士就病人满意度方面的问题进行谈话,将谈话集中在主要内容和急于解决的问题上,体现的谈话技巧是

A.善于激发下级的谈话愿望

B.掌握发问技巧

C.做好谈话计划

D.善于运用倾听的技巧

E.善于启发下属讲真情实话

24.患者，女，58岁。因咳嗽、咳痰、午后低热2月余，伴有倦怠、乏力、夜间盗汗入院，诊断为"肺结核"。针对该患者呼吸道分泌物的处理应是

A.紫外线照射消毒

B.用纸包裹后焚烧

C.直接丢弃

D.用水冲掉

E.集中收集后丢弃

25.在不违背原则的前提下，为了实现组织目标而做出一些让步、牺牲、妥协、折中与变通等，这是协调原则中的

A.利益一致

B.整体优化

C.勤于沟通

D.目标导向

E.原则性与灵活性相结合

26.针对教育对象存在的健康问题，说服其改变不正确的健康态度、信念及健康习惯。此种人际传播方式为

A.交谈

B.反馈

C.指导

D.劝服

E.咨询

27.关于消毒灭菌的原则，**错误**的叙述是

A.更换灭菌剂时，必须对用于浸泡灭菌物品的容器进行灭菌处理

B.消毒应首选物理方法，其次再考虑选择化学消毒方法

C.根据物品的性能选用物理或化学方法进行消毒灭菌

D.氧气湿化瓶内的湿化液应用灭菌水

E.进入人体无菌组织的器械必须消毒

28.男孩，5岁。非常喜欢表现自己，且总爱问"为什么"之类的问题。此男孩行为可能处于

A.调整发展阶段

B.自主发展阶段

C.巩固发展阶段

D.主动发展阶段

E.被动发展阶段

29.关于目标管理理论的叙述，**错误**的是

A.目标管理强调局部性的管理

B.目标管理强调目标的特定性

C.目标管理强调管理者与被管理者共同参与

D.目标管理强调自我评价

E.目标管理强调自我管理

30.患者，女，87岁。极度消瘦，4周前因脑血管意外昏迷，目前身体多处出现压疮。对压疮感染的诊断要点**不包括**

A.压疮表面出现红、肿、热、痛

B.压疮边缘肿胀，有脓性分泌物

C.深部有脓性分泌物，培养为链球菌

D.压疮表面干燥，培养无细菌生长

E.深部有脓性分泌物，培养无细菌生长

31.某医院，现有床位1500张，护士780人，临床科室有内科、外科、妇产科、儿科等。医院护理部分设主任1名，副主任3名，护理部主任为医院护理管理的最高责任者，所有护理人员隶属其管理。3名副主任属参谋管理职位，分别协助护理部主任管理临床、教学、科研等，每科室设科护士长1名，病区护士长若干名。该医院护理管理系统的组织结构是

A.直线–职能参谋型结构

B.直线型结构

C.委员会

D.职能型结构

E.扁平型结构

32.人类行为的适应形式**不包括**

A.应对

B.模仿

C.应激

D.顺应

E.反射

33.近期外国患者住院率增加，为实现国际化服务目标，完成高质量护理特色服务，提高国际知名度，医院决定增设国际门诊部，并引进国际护理人才。以上措施属于组织设计的哪个步骤

A.划分业务工作

B.决定人员配备

C.调整组织结构

D.确立组织目标

E.组织结构形成

34.某医院护理部在制定今年工作计划时，请大家集思广益，并采纳了一些新思路、新方法和新措施放入工作计划中。该护理部的做法遵循了计划工作的

A.重点原则

B.可考核性原则

C.系统性原则

D.创新原则

E.弹性原则

35.医护人员对门诊患者提出的健康问题进行解答属于
A.随诊教育
B.咨询教育
C.书面教育
D.健康教育处方
E.候诊教育

36.健康传播具有明确的目的性，表现为
A.以生活方式为中心
B.以疾病为中心
C.以健康为中心
D.以社区为中心
E.以患者为中心

37.关于小组护理的优点，叙述正确的是
A.病人获得连续的、全面的整体护理
B.便于成员相互沟通，协调合作
C.护士工作的独立性增强
D.分工明确，有利于按护士的能力分工
E.节省人力、经费及时间

38.健康教育的实质是
A.树立信念
B.行为干预
C.知识传播
D.改变现状
E.培养技能

39.健康信息的传播中，传播途径的选择原则**不包括**
A.速度快原则
B.双向性原则
C.针对性原则
D.准确性原则
E.经济性原则

40.某病区护士长因为喜欢护士甲，就请她分管病区的教学工作，但是护士甲无论学历和能力都比不上病区的另外几个护士，工作起来也很吃力。该护士长的做法违背了授权的
A.监督控制
B.合理合法
C.视能授权
D.及时反馈
E.权责对等

41.入院时无明确潜伏期的感染，规定为医院感染的时间是入院后
A.48小时后
B.24小时后

C.36小时后
D.72小时后
E.12小时后

42.一般情况下，从最高领导到基层领导合适的组织层次是
A.2~4
B.4~8
C.3~6
D.5~10
E.1~2

43.某医院计划发展社区护理服务项目，需要对计划的前提条件进行评估分析。属于医院外部前提条件的是
A.医院所处社区人口的数量
B.医院医疗设备情况
C.医院建立社区服务中心的经费
D.医院可提供社区服务中心的场所
E.可提供社区服务的护理人员

44.感染病房接到住院部通知，需要收治一位肺部感染患者，痰培养泛耐药鲍曼不动杆菌阳性，但此时无单间病房，该患者与下列哪类患者同室较为合适
A.气管切开患者
B.开放性气胸患者
C.泛耐药鲍曼不动杆菌尿路感染患者
D.昏迷患者
E.胫骨骨折患者

45.健康教育计划的总体目标中，实现变化的期限指
A. which
B. where
C. what
D. who
E. when

46.控制医院感染最简单、最有效、最方便、最经济的方法是
A.传染病的防控
B.消毒与灭菌
C.环境卫生
D.手卫生
E.抗菌药物的合理使用

47.以下属于高度危险性物品的是
A.呼吸机管道
B.腹腔镜
C.压舌板
D.气管镜
E.胃肠道内镜

48.医院感染中最常见耐药率高的革兰阳性菌是
　　A.大肠埃希菌
　　B.鲍曼不动杆菌
　　C.肺炎链球菌
　　D.金黄色葡萄球菌
　　E.铜绿假单胞菌

49.健康教育诊断中的经济指标<u>不包括</u>
　　A.人均住房面积
　　B.人均年收入水平
　　C.人均国内生产总值
　　D.健康教育机构的专业人员组成、设备条件
　　E.人均绿化面积

50.在下列沟通过程中，<u>不属于</u>沟通通道障碍的是
　　A.不合理的组织结构
　　B.沟通渠道过长
　　C.选择不适当的沟通渠道
　　D.几种媒介相互冲突
　　E.目的不明，导致信息内容的不确定性

51.护士不慎被污染的针头刺伤，下列处理措施<u>不正确</u>的是
　　A.挤血并冲洗伤口
　　B.报告和记录
　　C.跟踪监测
　　D.清创和消毒
　　E.直接包扎

52.关于隔离的目的，表述最恰当的是
　　A.切断传播途径，保护易感者，最终控制或消灭感染源
　　B.使患者在感染控制中得到及时治疗及护理
　　C.避免感染性疾病患者继发其他新的感染
　　D.利用各种医疗措施控制感染源
　　E.将传染期内的患者与家人分开，以免传染

53.人际传播的谈话技巧<u>不包括</u>
　　A.语速适当
　　B.注意反馈
　　C.信息全面
　　D.重点突出
　　E.内容明确

54.健康教育要求因人而异、因势利导，以适应行为特点的
　　A.差异性
　　B.偶然性
　　C.可塑性
　　D.目的性
　　E.自发性

55.在危害健康行为中，吸烟属于
　　A.不良疾病行为
　　B.日常危害健康行为
　　C.预警行为
　　D.违规行为
　　E.致病性行为模式

56.下列只需达到低水平消毒效果的物品是
　　A.听诊器
　　B.电子胃镜
　　C.起搏器
　　D.活检钳
　　E.膀胱镜

57."您为什么不想打胰岛素呢？"属于
　　A.偏向式提问
　　B.封闭式提问
　　C.复合式提问
　　D.探索式提问
　　E.开放式提问

58.某三甲医院开设床位1000张，根据1989年原卫生部《医院分级管理办法（试行草案）》，其工作人员应有多少人，其中病房护理人员应有多少人
　　A.1100人，400人
　　B.1400人，500人
　　C.1600人，400人
　　D.1600人，500人
　　E.1400人，600人

59.根据标准预防的观念，不具有传染性的物质是
　　A.粪便
　　B.汗液
　　C.分泌物
　　D.尿液
　　E.血液

60.有关功能制护理的特点，下列叙述<u>不正确</u>的是
　　A.分工不明确，不利于按护士能力分工
　　B.节省人力、时间，便于组织工作
　　C.护患之间缺乏沟通和理解
　　D.有利于提高护士技能操作熟练程度
　　E.易忽视患者的心理、社会状况

61.健康信息的特点<u>不包括</u>
　　A.针对性
　　B.符号通用、易懂
　　C.全面性
　　D.指导性
　　E.科学性

62.某医院人事科在招考新护士时，由于今年护士的名额有限，人事科科长在考试之前就内定了院长的侄女，该医院人事科违反了人员管理的
A.公平竞争原则
B.责权利一致原则
C.用人之长原则
D.系统管理原则
E.职务要求明确原则

63.某病房近期多次出现护理差错，科护士长介入帮助病房整改，运用PDCA循环的护理管理的基本方法，找出产生质量问题的原因，定出实施计划，实施预定的计划和措施，检查预定目标执行情况，总结经验教训，存在问题则转入下一个管理循环中。这种方式起到的作用是
A.检查落实
B.循环管理
C.监督指导
D.目标管理
E.持续改进

64.使用紫外线灯照射消毒时，<u>错误</u>的是
A.每周用70%（体积比）乙醇棉球擦拭
B.每次照射时间应大于30分钟
C.室内有人时可使用紫外线照射
D.照射时房内保持清洁干燥，减少水雾
E.保持紫外线灯表面清洁

65.使用中紫外线灯的强度应<u>不低于</u>
A.70μW/cm²
B.100μW/cm²
C.50μW/cm²
D.30μW/cm²
E.80μW/cm²

66.某医院为了调查护理质量，请出院患者进行评价，这种评价方式是
A.上级评价
B.下级评价
C.随机抽样评价
D.同级评价
E.服务对象评价

67.以下属于时间管理作用是
A.有利于监督检查
B.及时处理突发事件
C.激励员工的事业心
D.提高工作效率
E.提高管理能力

68.某护士误将甲床患者的青霉素液体输给了乙床患者，

造成乙床患者因青霉素过敏死亡。该事件属于
A.护理缺陷
B.一级医疗事故
C.二级医疗事故
D.三级医疗事故
E.四级医疗事故

69.以下人类行为中，需要通过社会化过程确立的是
A.吸烟
B.睡眠
C.躲避
D.摄食
E.性交

70.健康教育与卫生宣教的区别为
A.二者无区别
B.健康教育是卫生宣教的延续
C.健康教育形式是一对一，卫生宣教是集体授课
D.健康教育是传播与教育并重，卫生宣教是单纯的知识传播
E.二者都是传播卫生知识，只是名称不同

71.人体正常菌群的生理作用<u>不包括</u>
A.生物屏障作用
B.参与合成部分维生素
C.免疫功能调节
D.产生某些微量元素
E.定植抵抗力作用

72.管理的核心职能是
A.控制职能
B.人员管理
C.组织职能
D.领导职能
E.计划职能

73.关于梅毒的病原体苍白螺旋体的描述，<u>错误</u>的是
A.对冷抵抗力较强
B.离体后，一般1~2小时内死亡
C.对干燥和热敏感，在60℃经3~5分钟即可死亡，在100℃时立即死亡
D.对消毒剂抵抗力强
E.患者是唯一的感染源

74.护士对患者进行健康教育，优先考虑通过健康教育干预能有效改善的健康问题，遵循的原则是
A.可行性
B.计划性
C.普及性
D.有效性

E.方便性

75.行为诊断的主要目的是
A.确定目标人群的疾病和健康问题
B.确定导致目标人群疾病或健康问题发生的行为危险因素
C.确定目标人群行为与疾病或健康问题的相关性
D.确定目标人群正处在发展期或刚刚形成的行为
E.确定目标人群形成时间已久的行为

76.可达到高水平消毒的消毒溶液是
A.聚维酮碘
B.苯扎溴铵
C.过氧化氢
D.氯己定
E.乙醇

77.不耐热、不耐湿的物品消毒宜选用
A.环氧乙烷气体熏蒸
B.紫外线照射
C.高压蒸汽灭菌
D.消毒液浸泡法
E.电离辐射法

78."开始通过对自己、他人、环境、社会的综合认识，调整自己的行为"，属于哪一行为发展阶段的主要表现
A.被动发展阶段
B.主动发展阶段
C.自主发展阶段
D.巩固发展阶段
E.自我发展阶段

79.通过电视、报刊、宣传册等手段传播健康信息属于
A.人际传播
B.群体传播
C.大众传播
D.组织传播
E.自我传播

80.当被观察者知道自己成为观察对象，表现出的异乎寻常的行为现象称为
A.回归因素
B.霍桑效应
C.马太效应
D.从众心理
E.选择效应

81.减少回归因素对评价结果的影响，可采用的方法是
A.重复测量
B.随机抽样
C.配对设计

D.校准测量工具
E.培训测量人员

82.大环内酯类抗生素（红霉素等）的给药方法应为
A.采用间歇给药
B.一日一次给药
C.连续给药
D.肌内注射
E.皮下注射

83.下列不能作为血管相关性感染临床诊断标准的是
A.沿导管的皮下走行部位出现疼痛性弥散性红斑
B.静脉穿刺部位有脓液排出
C.经血管介入性操作，患者体温37.9℃
D.静脉穿刺部位有弥散性红斑
E.经血管介入性操作，局部有压痛，无其他原因可解释

84.在决策步骤中，领导者识别问题的关键是比较
A.经济和社会价值
B.事情状况与标准
C.主观愿望和客观条件
D.自身和他人
E.目标和结果

85.组织中的主管人员直接管辖下属的人数应是适当的，是组织设计的
A.目标统一原则
B.分工协作原则
C.责权一致原则
D.最少层次原则
E.有效管理幅度原则

86.下列属于接收者障碍的是
A.目的不明，导致信息内容不确定
B.表达模糊，导致信息传递错误
C.选择失误，导致信息误解
D.过度加工，导致信息模糊
E.言行不当，导致信息理解错误

87.下列属于病房教育内容的是
A.出院后慢性疾病患者长期健康指导
B.指导继续用药和定期复查等注意事项
C.为患者讲解探视制度
D.提供疾病治疗、并发症等方面的知识
E.在报纸、杂志上开辟专题栏目

88.针对组织内部的具体问题，在较小范围内和较短时间内实施的计划属于
A.指令性计划
B.决策性计划
C.战略性计划

D.战术性计划

E.专项计划

二、以下提供若干组考题，每组考题共同使用在考题前列出的A、B、C、D、E五个备选答案。请从中选择一个与考题关系最密切的答案，并在答题卡上将相应题号的相应字母所属的方框涂黑，每个备选答案最可能被选择一次、多次或不被选择。

（89~90题共用备选答案）

A.护士在为患者做皮试时，因担心酒精过敏影响结果判断，未进行皮肤消毒，导致局部皮肤感染

B.护士在为一上呼吸道感染发热患者输液时，按医嘱加入阿糖胞苷，导致患者白细胞降低

C.抢救患者时，中心负压吸引发生故障，科室未备电动负压吸引器，影响患者抢救

D.护士在配置三合一全胃肠外营养液时，未按操作规程要求配制，造成脂肪乳破乳，药液浪费

E.夜间护士未及时巡视患者，早上发现患者已死亡

89.以上情形中属于未按照分级护理要求进行工作造成的护理缺陷是

90.以上情形中属于护理管理不善造成的护理缺陷是

（91~92题共用备选答案）

A.综合性监测

B.暴发流行监测

C.目标监测

D.漏报率监测

E.高危人群监测

91.从多方面对全院所有住院患者和工作人员的感染监测属于

92.对ICU病房呼吸机相关性肺炎的监测属于

（93~94题共用备选答案）

A.控制的标准必须是先进、合理的

B.有效控制系统应是合理、适用的

C.控制手段应顾及例外情况的发生

D.有效控制系统能够提供及时的反馈

E.有效控制系统依赖于准确的数据

93.有效控制的特征中，"强调例外"是指

94.有效控制的特征中，"适用性"是指

（95~96题共用备选答案）

A.对疾病严重性的认识

B.对疾病易感性的认识

C.对行为有效性的认识

D.对采取或放弃某种行为障碍的认识

E.对自身采取或放弃某种行为能力的自信

95.在健康信念模式中，人们对采取或放弃某种行为后能否有效降低患病危险性或减轻疾病后果的判断，属于

96.在健康信念模式中，个体对罹患某种疾病可能性的认识，属于

（97~98题共用备选答案）

A.无菌生长

B.染菌量≤10CFU/ml

C.染菌量≤100CFU/ml

D.染菌量≤200CFU/ml

E.染菌量≤1000CFU/ml

97.使用中的灭菌用消毒液

98.使用中的皮肤、黏膜消毒液

（99~100题共用备选答案）

A.新业务、新技术管理

B.护理信息管理

C.基础护理管理

D.预防护理缺陷的管理

E.专科护理管理

99.机械通气患者气道护理技术管理属于护理质量控制内容中的

100.抢救技术管理属于护理质量控制内容中的

# 答案与解析

| 1 | 2 | 3 | 4 | 5 | 6 | 7 | 8 | 9 | 10 |
|---|---|---|---|---|---|---|---|---|----|
| C | C | E | E | E | C | B | A | A | D |
| 11 | 12 | 13 | 14 | 15 | 16 | 17 | 18 | 19 | 20 |
| C | A | E | E | E | C | C | C | D | A |
| 21 | 22 | 23 | 24 | 25 | 26 | 27 | 28 | 29 | 30 |
| E | C | B | B | E | D | E | D | A | D |
| 31 | 32 | 33 | 34 | 35 | 36 | 37 | 38 | 39 | 40 |
| D | B | B | D | B | C | B | B | B | C |
| 41 | 42 | 43 | 44 | 45 | 46 | 47 | 48 | 49 | 50 |
| A | A | A | C | E | D | B | D | D | E |
| 51 | 52 | 53 | 54 | 55 | 56 | 57 | 58 | 59 | 60 |
| E | A | C | A | B | A | D | C | B | A |
| 61 | 62 | 63 | 64 | 65 | 66 | 67 | 68 | 69 | 70 |
| C | A | E | C | A | E | D | B | A | D |
| 71 | 72 | 73 | 74 | 75 | 76 | 77 | 78 | 79 | 80 |
| D | B | D | D | B | C | A | C | C | B |
| 81 | 82 | 83 | 84 | 85 | 86 | 87 | 88 | 89 | 90 |
| A | C | C | B | E | D | D | D | E | C |
| 91 | 92 | 93 | 94 | 95 | 96 | 97 | 98 | 99 | 100 |
| A | C | C | B | C | B | A | B | E | C |

1.解析：一般情况下，诊疗器械和物品使用后先清洁再消毒；被传染病患者污染的诊疗器械和物品，应先消毒再清洗，最后再次消毒。该患者患的是乙肝大三阳，传染性极强，因此患者使用过的被服应先消毒再清洗，最后再次消毒。

2.解析：戊型肝炎病毒（HEV）引起的戊型肝炎，其传播途径为消化道传播，医护人员接触患者时不需要穿隔离衣。

3.解析：炭疽的传染源是病畜（羊、牛、马、骡、猪等）和患者。对炭疽患者用过的治疗废弃物和有机垃圾应全部焚烧处理。

4.解析：目标管理的优点包括：形成激励、有效管理、明确任务、自我管理、控制有效；目标管理的缺点包括：强调短期目标、目标设置困难等。

5.解析：气性坏疽患者要进行接触隔离，对于患者接触过的一切物品，如被单、衣物、换药器械等均应先灭菌，然后再进行清洁、消毒灭菌。被患者污染的敷料应装袋标记后焚烧处理。

6.解析：护患之间产生冲突时，护士长在没有完全了解情况的时候，不能妄下结论，首先要做的是了解情况，搞清楚护患之间产生冲突的原因，然后再做针对性的处理。

7.解析：表浅手术切口感染是指切口涉及的皮肤和皮下组织在术后30天内发生的感染。该患者行疝修补术后1周切口发生感染属于医院感染且是表浅切口感染。

8.解析：健康教育评价是系统收集、分析、表达资料的过程，它贯穿于健康教育的全过程。

9.解析：影响健康信息传播效果的因素包括传播者、信息、传播途径、受者和环境。其中环境包括自然环境和社会环境。

10.解析：刮痧治疗时，用力应均匀，力度适中；对不出痧或出痧少的部位不可强求出痧，禁用暴力。

11.解析：艾滋病毒传播途径包括性接触传播、血液传播和母婴传播，日常生活接触，如握手、拥抱、共同进餐、共用浴具等不会引起感染。

12.解析：教育计划内容包括教育目标、教育地点（场所）、教育内容、教育方法（教学方法、教育工具）和教育时间。

13.解析：促进健康行为的特点包括有利性、和谐性、规律性、一致性和适宜性。

14.解析：以护理业务技术管理分为若干项目，逐项进行循环管理的管理模式是定向循环管理。

15.解析：外科手术总的预防用药时间一般不超过24小时。

16.解析：整分合原则是指在整体规划下进行明确分工，在分工基础上又进行有效综合。

17.解析：护士在进行护理查房之前应先拟定讨论提纲，即明确讨论主题。

18.解析：护理人员编设原则包括满足患者需要原则、合理结构原则、优化组合原则、经济效能原则和动态调整原则。

19.解析：医务人员接触通过空气传播的呼吸道传染病患者时应戴医用防护口罩。

20.解析：受传者一般选择接受与自己观念一致、自己需要、关心的信息。

21.解析：患儿出现了新病原体引发的新的感染，因此属于医院感染中的交叉感染。

22.解析：二重感染是指在抗菌药物治疗原感染性疾病的过程中，发生另一种新的致病菌引起的感染，其原因是长期或大剂量应用抗菌药物后，大多数正常菌群被抑制或杀灭，少数劣势的菌群或外来耐药菌趁机大量繁殖而致病。医院感染是指无明确潜伏期的感染，规定入院48小时后发生的感染，或在原有感染基础上出现其他部位新的感染。

23.解析：领导者谈话时，应掌握对下属的发问技巧，应集中精力将谈话集中在主要内容和急于解决的问题上，以提升谈话的效率。

24.解析：肺结核主要通过呼吸道传播，患者的痰及口鼻分泌物用纸包裹后焚烧，以免发生空气飞沫传播。

25.解析：原则性与灵活性相结合原则是指协调工作应有原则性，这是一切活动的准则。灵活性是指在不违背原则的前提下，为了实现组织目标而做出一些让步、牺牲、妥协、折中与变通等。

26.解析：在健康教育中，常用的人际传播形式有咨询、交谈、劝服及指导4种。其中劝服是针对教育对象存在的健康问题，说服其改变不正确的健康态度、信念及行为习惯。

27.解析：进入人体组织或无菌器官的医疗器械应灭菌。

28.解析：3~12岁内的儿童处于主动发展阶段，此阶段的行为有明显的主动性，表现为爱探究、好攻击、易激惹、喜欢自我表现等。

29.解析：目标管理强调整体性管理，而非局部性管理。

30.解析：压疮表面干燥，培养无细菌生长，提示压疮表面未发生感染。

31.解析：职能型组织结构，又称为多线型结构，是为分管某项业务的职能部门或岗位而设立且赋予相应职权的组织结构。各职能部门在分管业务范围内直接指挥下属。护理部分设主任1名，副主任3名，3名副主任分别协助护理部主任管理临床、教学、科研等，即属于职能型结构。

32.解析：人在与环境相互作用的过程中，形成多种适应形式。人类行为的主要适应形式有6种：反射、自我控制、调试、顺应、应对和应激。

33.解析：决定人员配备是指按职务、岗位及技能要求，选择配备恰当的管理人员和员工。该医院增设国际门诊部并引进国际护理人才属于组织设计的决定人员配备。

34.解析：制订计划时要遵循创新原则，即制订计划是一项创造性的管理活动，要求充分发挥创造力，提出一些新思路、新方法、新措施。

35.解析：咨询教育是指医护人员对门诊病人或家属提出的有关健康相关问题进行解答。

36.解析：健康传播具有明确的目的性，是以健康为中心，争取改变个体和群体的知识、态度、行为，使之向健康方向转化。

37.解析：A、C选项为责任制护理的优点，D、E选项为功能制护理的优点，故本题选B。

38.解析：健康教育的实质是实行一种干预措施，使受教育者建立健康行为。

39.解析：选择传播途径的原则：健康传播者应因人、因地、因时地选择传播途径，以保证传播效果。在选择传播途径时，健康传播者应遵循以下4项原则：①准确性原则：保证信息能准确地传递至受者。②针对性原则：针对具体受者、具体情况，选择传播途径。③速度快原则：力求信息以最快的速度传递至受者。④经济性原则：在保证准确、有针对性、快速的基础上，考虑经济因素，尽量减少传播者与受者的经济负担。

40.解析：视能授权是授权中最根本的一条准则，管理者授权时应以被授权者的能力和知识水平高低为依据。护士甲能力欠缺，不能因为受到护士长的喜欢就违背视能授权原则。

41.解析：无明确潜伏期的感染，规定入院48小时后发生的感染为医院感染。

42.解析：管理最少层次原则是指在保证组织合理有效运转的前提下，应尽量减少管理层次。一般情况下，组织越大层次越多，但从高层领导到基层领导以2~4个层次为宜。

43.解析：前提条件就是指计划工作的假设条件，即执行计划时的预期环境。计划工作的第三步是确定一些关键性的计划前提条件。组织的外部前提条件指整个社会的政策、法令、经济、技术、人口等，组织的内部前提条件指组织内部的政策、人力、技术力量、物资、经费等。

44.解析：泛耐药鲍曼不动杆菌阳性的患者，如条件允许，应单人单间，或者与患同种疾病者住一间。

45.解析：总体变化一般由三个"W"和两个"H"组成，即Who：对象；What：实现什么变化；When：实现变化的期限；How much：变化的程度；How to measure：测量的方法。

46.解析：控制医院感染最简单直接有效的手段是切断传播途径。所以，控制医院感染最简单、最有效、最方便、最经济的方法是勤洗手，注意手卫生。

47.解析：高度危险性物品是指进入人体无菌组织、血管，或有无菌体液从中流过的物品或接触破损皮肤、黏膜的物品，如手术器械、植入物、缝合针、腹腔镜、活检钳、穿刺针、心脏导管等。

48.解析：金黄色葡萄球菌主要通过污染的手，导致人与人之间传播，是导致医院感染的主要感染源。

49.解析：健康教育诊断主要从社会、流行病学、行为、环境、教育和管理与政策6个方面进行诊断。社会诊断包括社会环境和生活质量，A、B、C、E选项均属于社会环境中的经济指标。

50.解析：沟通通道障碍包括：沟通渠道选择不恰当，几种媒介互相冲突，沟通通道过长，组织结构不合理。

51.解析：护士被针头刺伤后应立即在伤口的近心端向远心端挤压，同时避免挤压伤口局部，尽可能挤出损伤处的血。在挤压出血的同时，把伤口放置在流动水下面或用皂液清洗伤口3~5分钟。清洗完伤口后用75%的乙醇或碘消毒剂进行消毒，之后包扎伤口，避免二次污染。

52.解析：隔离传染病患者的目的主要是更合理地对患者进行治疗，保护易感者，其次是切断传播途径，以免更多人被感染。

53.解析：人际传播中的谈话技巧包括内容明确、重点突出、语速适当、注意反馈。

54.解析：健康教育的差异性是指健康教育的措施必须因人而异，因势利导。

55.解析：日常危害健康行为是指日常生活、职业活动中危害健康的行为，如吸烟、酗酒、缺乏体育锻炼等。

56.解析：B选项属于需达到中水平消毒效果的物品，C、D、E选项属于需达到高水平消毒效果的物品，故本题选A。

57.解析：探索式提问是指所提问题为探索究竟、追究原因的问题，如"为什么"，以了解对方某一认识或行为产生的原因。

58.解析：三级医院人员编制总人数与床位之比为1∶1.6，三甲医院开设床位1000张，故工作人员是1600人，病床与病房护理人员之比为1∶0.4，故病房护理人员是400人。

59.解析：标准预防的观念认为患者的血液、体液、分泌物、排泄物等均具有传染性，但汗液没有传染性，除非它被血液污染。

60.解析：功能制护理的优点是护士分工明确，可按护士能力分工，护士承担护理工作中的一部分内容。

61.解析：健康信息的特点包括：符号通用、易懂，信息具有科学性、针对性、指导性。健康信息应具有较强的现实指导意义，告诉受者如何运用健康知识、技能，使受者自愿采纳健康的行为方式。

62.解析：对组织内外人员一视同仁，采取公平竞争的原则招聘，才能聘请到合适的人选。

63.解析：PDCA循环管理中，P（plan）：计划，即活动计划的制定；D（do）：执行，就是具体运作，实现计划中的内容；C（check）：检查，就是总结执行计划的结果，明确效果，找出问题；A（act）：行动（或处理），对检查的结果进行处理，成功的经验加以肯定，并予以标准化，便于以后工作时遵循，对于失败的教训也要总结，以免重现，对于没有解决的问题，转入下一个PDCA循环中去解决，使质量持续改进。

64.解析：紫外线消毒灯是利用汞灯发出的紫外线来实现杀菌功能，放射的紫外线能量较大，如果没有做好有效的防护措施，极易对人体造成巨大伤害。

65.解析：紫外线灯消毒时，应监测紫外线灯的强度，使用中灯管照射强度不得低于$70\mu W/cm^2$。

66.解析：患者属于医院服务的直接感受者，请出院患者评价护理质量，属于服务对象评价。

67.解析：时间管理的作用包括：①提高时间价值；②有效利用时间；③提高工作效率；④提高时效观念；⑤提升生命价值。

68.解析：一级医疗事故是指过失造成患者死亡、重度残疾的事故。该护士误将甲床患者的青霉素液体输给了乙床患者，造成乙床患者死亡，属于一级医疗事故。

69.解析：睡眠、躲避、摄食、性交为人类的本能行为，吸烟是通过社会化过程建立的行为，属于社会行为。

70.解析：健康教育与卫生宣教的区别：①健康教育不是简单的、单一方向的信息传播，而是既有调查研究，又有计划、组织、评价的系统干预活动；②健康教育的目标是改善对象的健康相关行为，从而防治疾病，增进健康，而不是作为一种辅助方法为卫生工作某一时间的中心任务服务。

71.解析：人体正常菌群的生理作用包括：①营养作用（参与合成部分维生素）；②免疫调节作用；③定植抵抗力作用；④生物屏障作用。

72.解析：管理的职能包括计划、组织、人员管理、领导、控制。其中人员管理是管理的核心职能。

73.解析：梅毒的病原体苍白螺旋体对消毒剂抵抗力弱，低效消毒剂即可将其杀灭。

74.解析：有效性原则是指优先考虑通过健康教育干预能有效改善的健康问题。

75.解析：行为诊断的主要目的是确定导致目标人群疾病或健康问题发生的行为危险因素。

76.解析：高水平消毒是杀灭一切细菌繁殖体，包括分枝杆菌、病毒、真菌及其孢子和大多数细菌芽孢，常用方法包括含氯制剂、二氧化氯、邻苯二甲醛、过氧乙酸、过氧化氢、臭氧、碘酊等化学消毒方法。

77.解析：不耐热、不耐湿的物品宜选用环氧乙烷灭菌、过氧化氢低温等离子灭菌或低温甲醛蒸汽灭菌。

78.解析：行为的自主发展阶段是指自12~13岁起延续至成年，此阶段行为的特点是人们开始通过对自己、他人、环境、社会的综合认知，调整自己的行为。

79.解析：大众传播是指职业性传播机构通过广播、电视、书籍、报刊、电影等大众传媒向社会人群传递信息的过程。

80.解析：霍桑效应是指人们在得知自己正在被研究和观察时而表现出的行为异乎寻常的现象。

81.解析：回归因素是指偶然因素，个别被测试对象的某些特征水平过高或过低，但在以后的测试中又恢复到原有实际水平的现象。可采用重复测量来减少回归因素对评价结果的影响。

82.解析：大环内酯类抗生素（红霉素、吉他霉素等）及多烯类抗菌药物（两性霉素B）可采用连续给药，以避免毒性反应。

83.解析：符合下述三条之一即可诊断为血管相关性感染：①静脉穿刺部位有脓液排出，或有弥散性红斑；②沿导管的皮下走向出现疼痛性弥散性红斑，排除理化因素所致；③经血管介入性操作，发热>38℃，局部有压痛，无其他原因可解释。

84.解析：在决策过程中，领导者明确事物的现状、预期达到的标准以及两者之间的差距，这是识别问题的关键。

85.解析：有效管理幅度原则是指组织中的主管人员直接管辖的下属人数应是适当的，以保证组织的有效运行。

86.解析：接收者的障碍主要包括：过度加工，导致信息模糊或失真；知觉偏差，导致对信息理解的偏差；心理障碍，导致对信息的阻隔或中断。

87.解析：病房教育是指医护人员在患者住院期间对患者及其家属进行的教育，主要包括患者所患疾病的病因、症状、并发症、治疗原则、饮食等知识，以提高患者的依从性。

88.解析：战术性计划是针对组织内部的具体问题，在较小范围内和较短时间内实施的计划。

89.解析：分级护理是根据对患者病情轻重缓急及患者自理能力的评估，给予不同级别的护理，分为特级护理、一级护理、二级护理和三级护理。E选项护士未按照分级护理的要求及时巡视患者导致了患者死亡。

90.解析：属于护理管理不善造成的缺陷包括：抢救设备、药品管理不善，疏于对护士的业务培训和考核，护理人员法律知识缺乏。

91~92题解析：医院感染监测分为全面综合性监测和目标检测两类，其中全面综合性监测是连续不断地对所有住院患者和工作人员的医院感染及其有关影响因素（危险因素）进行监测。目标监测是在全面综合性监测的基础上，针对高危人群、高发感染部位等开展的医院感染及其危险因素的监测。故91题选A，92题选C。

93~94题解析：有效控制的特征中，"强调例外"是指管理不可能控制所有活动，因此控制手段应顾及例外情况；"适用性"是指有效控制系统应合理、适用。故93题选C，94题选B。

95~96题解析：对行为有效性的认识是指人们对采取或放弃某种行为后能否有效降低患病危险性或减轻疾病后果的判断，包括减缓病痛、减少疾病产生的社会影响。对疾病易感性的认识是指个体对罹患某种疾病可能性的认识，包括对医师判断的接受程度和自身对疾病发生、复发可能性的判断等。故95题选C，96题选B。

97~98题解析：使用中的皮肤、黏膜消毒液的染菌量应≤10CFU/ml，使用中的灭菌用消毒液应无细菌生长。故97题选A，98题选B。

99~100题解析：专科护理管理包括：①各种专科疾病护理，以及各种手术患者的护理技术；②专科一般诊疗技术，如机械通气气道护理技术等。基础护理管理的内容包括一般护理技术管理和常用抢救技术管理。故99题选E，100题选C。